何でも調べればわかる今、
レジデントノートが
めざすもの

創刊22年目となったレジデントノート。
皆さまの声を聞きながら、
「研修医が現場で困っていること」や「意外と教わらないこと」、
「研修中に必ず身につけたいこと」を取り上げます。

そして、研修医に必要なことをしっかり押さえた、
具体的でわかりやすい解説を大切にします。

救急外来や病棟はもちろん、新しい科をローテートするとき、
あるテーマについて一通り勉強したいときも
ぜひ本誌をご活用ください。

私たちはこれからも読者の皆さまと
ともに歩んでいきます。

研修医を応援する単行本も続々発刊！

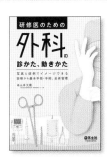
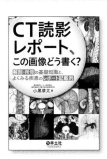
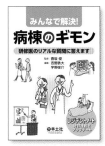
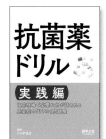
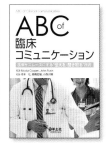

羊土社

神戸徳洲会病院

神戸市垂水区は六甲山を背に明石海峡大橋など美しい海が見えるとても魅力的な街です。
出生率が高く若い人が住みたい人気エリアとなっています。
今回、ＪＲ垂水駅前再開発に合わせ当院も徒歩数分の好立地への移転が決まりました。
市民が安心、安全に暮らせる社会の一翼を担う理想の病院作りに一から参加していただける方をお待ちいたします。

募集診療科は特に総合内科、消化器外科、小児科、産婦人科を歓迎いたします。
その他の診療科もお気軽にお問い合わせ下さい。

あなたの理想を聞かせてください

Ideal Hospital Project

ご応募お問い合わせ先　徳洲会本部医師人事室　梅垣(うめがき)　℡ 06-6346-2888

 doctor-west@tokushukai. jp

ＪＲ垂水駅前へ（西口から約300ｍ）
2025年2月新築移転予定

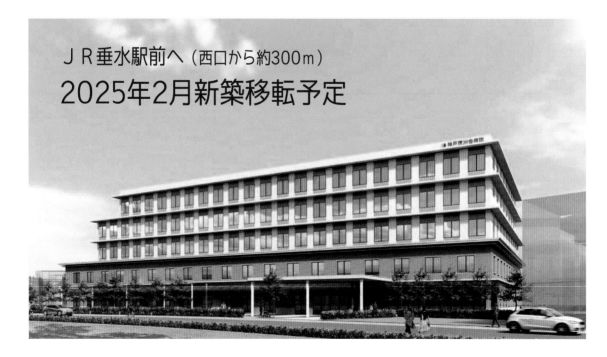

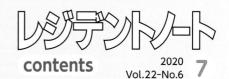

レジデントノート
contents
2020 7
Vol.22-No.6

特集

中心静脈カテーテル 穿刺・留置のコツがわかる！

適応の判断から手技のポイント・合併症の対応まで、
安全な実践に直結するための基本を身につけよう

編集／佐藤暢夫，野村岳志 （東京女子医科大学病院 集中治療科）

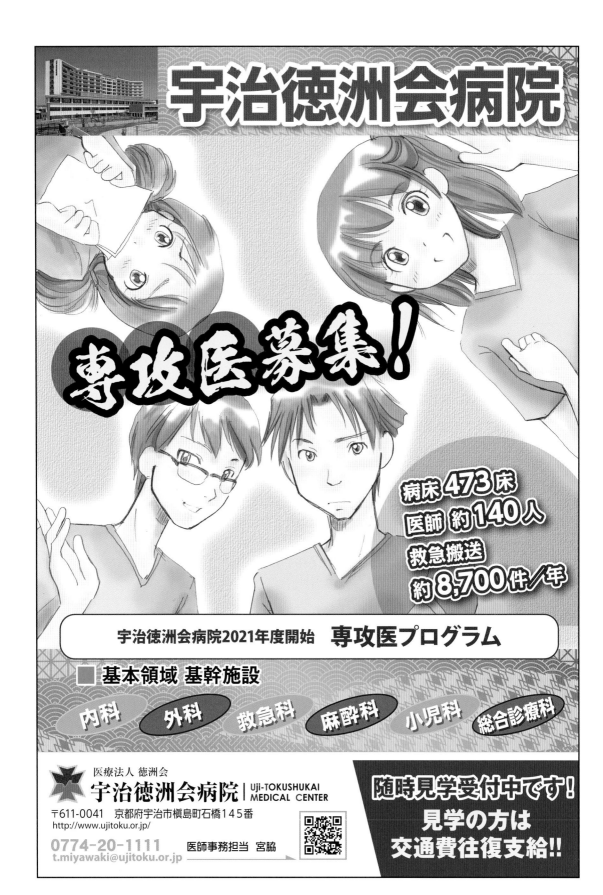

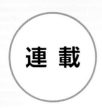

レジデントノート

contents

2020 **7**
Vol.22-No.6

連 載

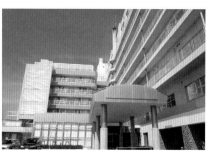
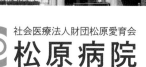
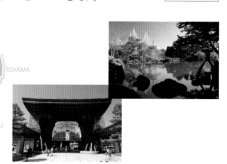
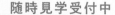

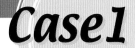

実践！画像診断 Q&A - このサインを見落とすな

夜間に突然の腹痛で受診した10歳代女性

[救急画像編]

WEBで読める！

（出題・解説）山内哲司

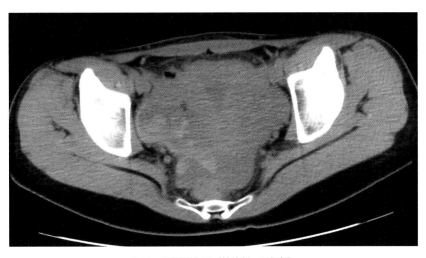

図1　腹部単純CT（軸位断，骨盤部）

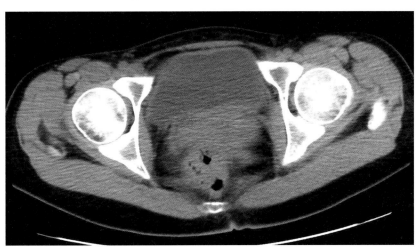

図2　腹部単純CT（軸位断，さらに尾側）

<table>
<tr><td rowspan="4">病歴</td><td>症例：10歳代女性．</td></tr>
<tr><td>現病歴：夜間に突然の右下腹部痛を自覚し救急受診．</td></tr>
<tr><td>既往歴：特になし．</td></tr>
<tr><td>身体所見：下腹部に持続する圧痛，反跳痛あり．右下腹部で特に強い．</td></tr>
</table>

問題

Q1：単純CTを撮影する前に大切なことは何か？

Q2：単純CT（図1，2）の所見と診断は何か？

Satoshi Yamauchi
（奈良県立医科大学 放射線科・総合画像診断センター）

web上にて本症例の全スライスが閲覧可能です．

Answer
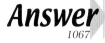
1067

ある1年目の研修医の診断

右下腹部の痛みなので虫垂炎を疑いたいところですが、婦人科疾患かもしれません。まさか異所性妊娠でしょうか。

解答

右卵巣出血

A1：妊娠の有無を確認するために、病歴聴取および妊娠反応検査を実施。

A2：右骨盤内に出血、血性腹水を疑う高濃度域が認められることから右卵巣出血と考えられる（図1▶）。

解説

卵巣出血には卵胞出血と黄体出血があり、その多くは黄体出血であるとされている。黄体出血は性交後に発症することが多く、実際の臨床現場では患者が来院する時間帯にも特徴があるといわれる。出血部位は圧倒的に右側が多く、左側は解剖学的にS状結腸などがクッションになるため出血しにくいと考えられている。通常は経過観察のみでよく、安静を保つ以外の治療は基本的に必要ない。

右下腹部痛を主訴とする疾患の鑑別は非常に多岐にわたる。診察所見や病歴からある程度しぼれるが、画像診断も重要な役割を担う。患者は生殖可能年齢であることが多いため、経腹壁超音波検査を最初に行うことが多いだろう。その場合は、下腹部を中心とした腹水を描出できればよい。腫大した卵巣が認められることもあるが、消化管などが邪魔になり描出が難しいケースもある。またCTでは骨盤底を中心とした血性腹水と腫大した卵巣（付属器）が認められれば診断可能である。本症例を通じて強調しておきたいのは、「血性腹水を見落とさない」ということである。2020年2月号の本コーナーでも強調した事項であるが、血性腹水は実際の臨床現場で、本当によく見落とされる[1]。

本症例のように、腹水が溜まりやすい場所はダグラス窩などと決まっているため（図1*）、そこをまず観察し、腹水の有無を確認してほしい。そのなかでも血性腹水は「CTで通常より高濃度を示す腹水」と表現されたりする。ここで最も重要なポイントは必ず単純CTを読影することである。造影剤により周囲の臓器が増強されると、もともと高濃度を示していた腹水が周囲に比して低濃度に見えてしまい、血性腹水と判断されにくい。ふんわりと「造影CTの方が情報が多い」と思っている読者がいたら、ぜひこの点を注意してほしい。「通常より高濃度」という非常にアバウトな表現だが、近傍にある膀胱内の尿が「水濃度」の比較対象として有用である。

くり返すが、血性腹水は仮に重篤感がなかったとしても決して見逃してはならない異常所見である（図2*）。ぜひ2020年2月号とあわせて習得していただきたい。

文献

1）山内哲司：自転車で転倒後の20歳代男性。
　レジデントノート，21：2765-2766, 2020

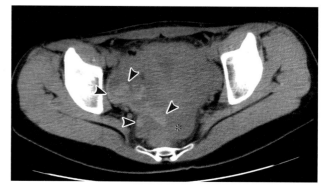

図1 腹部単純CT（軸位断，骨盤部）
ダグラス窩に液体貯留が認められ（*），図2の尿と比較すると高濃度を示していることから血性腹水と考えられる。さらに右側骨盤部（付属器領域）に特に高い濃度域（▶）が認められる。腫瘤を疑うような形態ではなく、何かに沿うように広がっており、出血後に凝固した（しつつある）血液と考えられる。
ただし単純CTでは、撮影時点での活動性出血の有無は判断できない。

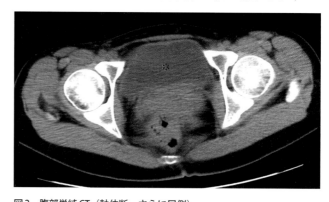

図2 腹部単純CT（軸位断，さらに尾側）
膀胱内には尿貯留（*）が認められ、これを水の濃度とみなして血性腹水との比較が可能。

本コーナーのオンライン版では画像を拡大してご覧いただけます：www.yodosha.co.jp/rnote/gazou_qa/index.html

Case2
[胸部編]

発熱，咽頭痛，咳嗽，その後の呼吸困難にて受診した70歳代女性

（出題・解説）笠井昭吾，徳田　均

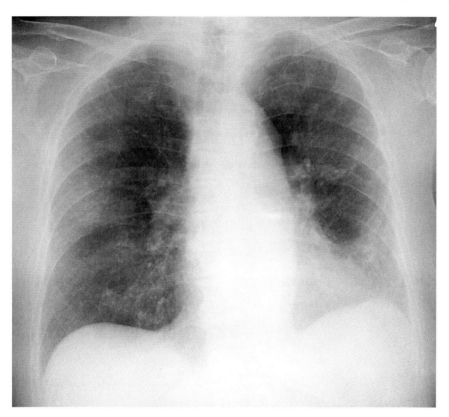

図1　胸部単純X線写真

> **症例**：70歳代女性．
> **既往歴**：高血圧，脂質異常症．**喫煙歴**：20歳より40本／日×40年間，15年前禁煙．**飲酒歴**：なし．
> **現病歴**：2020年4月上旬に発熱，咽頭痛，咳嗽あり．4日後に呼吸困難も出現し近医受診，胸部単純X線写真で異常陰影を指摘され当科緊急紹介となった．
> **身体所見**：意識清明，体温37.1℃，血圧151/55 mmHg，胸部聴診上軽度の喘鳴聴取，心雑音なし．そのほか身体所見に異常なし．嗅覚・味覚障害なし．SpO₂ 71 %（room air）．

病歴
> **生活歴**：旅行歴なし，周囲に発熱などの急病人はいない，ペット飼育なし．独居，ADLは自立で，食事は主に外食．
> **血液検査**：白血球7,460／μL（好中球92.6 %，リンパ球4.6 %），Hb 13.1 g/dL，Plt 15.2万／μL，Alb 2.8 g/dL，AST 44 IU/L，ALT 16 IU/L，LDH 520 IU/L，CK 80 IU/L，BUN 26 mg/dL，Cr 1.57 mg/dL，Na 135 mEq/L，K 4.9 mEq/L，CRP 16.6 mg/dL，Dダイマー4.9 μg/mL．
> **動脈血液ガス分析**：pH 7.386，PaCO₂ 27.2 Torr，PaO₂ 48.6 Torr．

問題
Q1：胸部単純X線写真（図1）の所見は？
Q2：鑑別として何を考え，どのような対応，検査を行うか？

Shogo Kasai[1]，Hitoshi Tokuda[2]
（1 東京山手メディカルセンター 総合診療科・救急科，2 東京山手メディカルセンター 呼吸器内科）

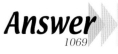

Answer
1069

ある1年目の研修医の診断

両肺胸膜側にすりガラス陰影を認めます．酸素化障害も高度なため入院の手配をしつつ，胸部CTを施行します．

COVID-19肺炎の1例

解答

A1：両側中下肺野・胸膜側優位に広範なすりガラス陰影を認め，左下肺野では一部浸潤影を認める．

A2：COVID-19肺炎を考え，接触・飛沫感染予防策を十分にとりつつ，胸部CT検査を行う．あわせて感染対策委員などに報告，保健所と連携して上気道のウイルスPCR検査を行う．

解説　COVID-19肺炎の症例である．2020年4月時点で，本邦はこの感染症のパンデミック期にあり，上気道炎症状にて発症し，急激に酸素化障害が出現していること，胸部単純X線写真で両側性のすりガラス陰影を認めることから，COVID-19肺炎を第一に疑う．

　WHOは現在世界を席巻しているコロナウイルス感染症の呼称を「COVID-19」と定めた．COVID-19の「CO」は「corona」，「VI」は「virus」，「D」は「disease」，「19」は「2019年」を意味する．COVID-19の初期症状は，鼻汁や喉の痛み，咳嗽，発熱などであり，感冒と異なるところはない．特に，37.5℃程度の発熱と強い倦怠感を訴える人が多いという特徴がある．また嗅覚・味覚障害も特徴の1つである．およそ5～7日間程度症状が続き，多くはしだいに改善するが，20％以下の頻度で肺炎を発症し重症化する．特に高齢者や基礎疾患〔高血圧，心血管疾患，糖尿病，悪性腫瘍，COPD（chronic obstructive pulmonary disease：慢性閉塞性肺疾患）など〕を有する人で重症化のリスクが高いと考えられている．診断は，主に上気道由来検体（鼻咽頭拭い液）のPCR法で行われているが，そのほかにも迅速検査システムの開発が進んでいる．

　画像所見は，早期であれば斑状のすりガラス陰影が両側肺野・胸膜側優位に散在し，進行するとすりガラス陰影が多葉性に拡がり，一部に浸潤影の混在がみられるようになる．治療は，抗ウイルス治療，抗炎症治療，そして呼吸補助の3本の柱からなる．抗ウイルス薬としては，抗HIV治療薬の一種であるロピナビル・リトナビルや新型インフルエンザ用治療薬であるファビピラビルなどが臨床試験の段階にある．急性膵炎の治療薬ナファモスタットも最近注目されている．また気管支喘息治療薬である吸入ステロイドのシクレソニドも新型コロナウイルスの活性を失わせることが確認され，国内で臨床試験が進められているが，2020年5月1日現在いずれも保険適用ではない．抗炎症治療としては，ステロイド，抗IL-6抗体トシリズマブなどが試みられている．呼吸補助としては，酸素投与，人工呼吸などで対処しており，さらに重篤化した場合，体外式膜式人工肺（ECMO：人工肺とポンプで肺の代替を行う装置）も使用されるが，この治療に習熟した専門病院で行われる．

　本症例の胸部画像（図1，2）では，両側肺野・胸膜側優位に広範なすりガラス影を認める．海外渡航歴や明らかなsick contactはなく，嗅覚・味覚障害もないが，外出の多い生活歴，画像所見からCOVID-19肺炎を疑った．初療時より十分な感染対策をとりながら検査を進め，保健所に相談のうえ，喀痰のPCR法検査を提出したところ，陽性が確認された．初診時は，酸素投与6 LマスクでSpO2 90％程度であったが，数時間後には酸素需要が15Lマスクとなり急速な呼吸状態の悪化がみられた．全身管理下に種々の薬物治療を行っている．

※本症例は患者が特定されないよう，一部の情報を改変している．

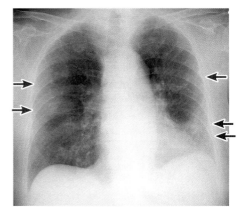

図1　胸部単純X線写真
両側中下肺野・胸膜側優位に広範なすりガラス陰影（→）を認め，左下肺野では一部浸潤影（→）を認める．

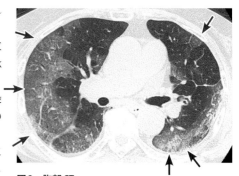

図2　胸部CT
両肺胸膜側優位にすりガラス陰影（→），左下葉では一部浸潤影（→）も混在している．

本コーナーのオンライン版では画像を拡大してご覧いただけます：www.yodosha.co.jp/rnote/gazou_qa/index.html

CASIO

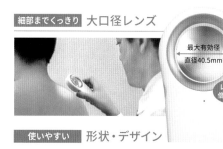

D'z IMAGE

皮膚の観察を、はやく、簡単に、精細に

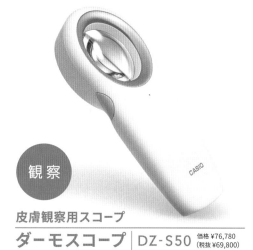

観察

皮膚観察用スコープ

ダーモスコープ | DZ-S50 　価格 ¥76,780（税抜 ¥69,800）

●一般医療機器（クラスI）特定保守管理医療機器 医療機器届出番号：06B2X10006000002

細部までくっきり 大口径レンズ

最大有効径 直径40.5mm

レンズ倍率6倍

使いやすい 形状・デザイン

ワンタッチで 偏光/非偏光切り替え

偏光は皮膚内面の色素分布、非偏光は皮膚表面の状態を観察するのに適しています。

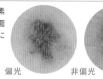 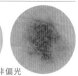

偏光　　　　　非偏光

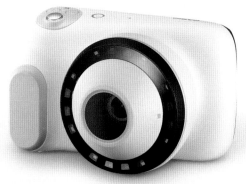

記録

2019 日経優秀製品サービス賞 優秀賞 日経産業新聞賞

iF DESIGN AWARD 2020

皮膚観察／撮影用デジタルカメラ

ダーモカメラ | DZ-D100 　価格 ¥218,900（税抜 ¥199,000）

●一般医療機器（クラスI）特定保守管理医療機器 医療機器届出番号：06B2X10006000001

1台2役 通常撮影＆接写撮影

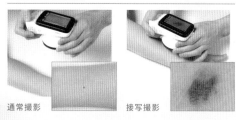

通常撮影　　　　　　　　接写撮影

ワンシャッターで 偏光/非偏光/UV撮影

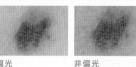

偏光　　　　　非偏光　　　　　UV

病変サイズを測る

スケール表示

接写した画像にスケール（目盛り）を表示。

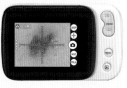

製品の詳細およびご購入はこちら

https://dz-image-store.casio.jp/

ダーモカメラ 検索

カシオ計算機株式会社
151-8543 東京都渋谷区本町1-6-2

| 機能・操作・購入先等のご相談 | **03-5334-4613**〈受付時間〉月曜日～金曜日 AM9:00～PM5:00（土・日・祝日・弊社指定休業日は除く） |

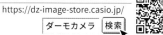

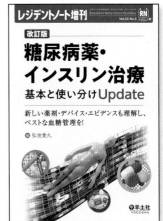

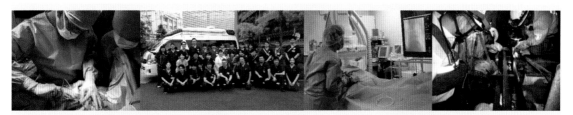
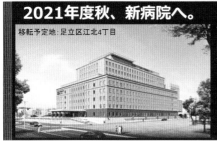

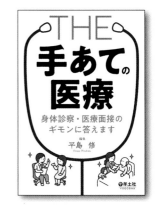
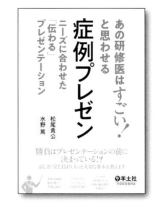

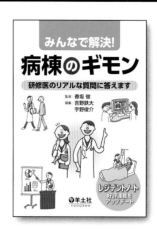

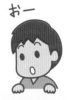

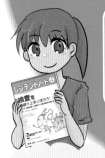

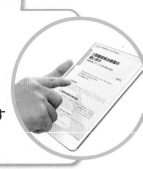

発行 ❾ 羊土社

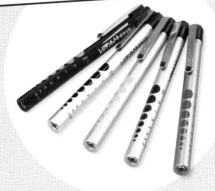
新刊・近刊のご案内

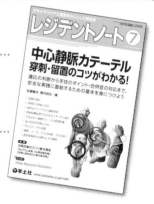

月刊 "実践ですぐに使える"と大好評！

8月号
(Vol.22-No.7)
医学情報の選び方 誌上トレーニング (仮題)
編集／舩越 拓

9月号
(Vol.22-No.9)
ICUの機器を使いこなそう！(仮題)
編集／古川力丸

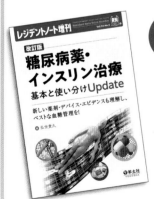

増刊 1つのテーマをより広く，より深く，もちろんわかりやすく！

Vol.22-No.5
(2020年6月発行)
改訂版 糖尿病薬・インスリン治療
基本と使い分け Update
→p.1072もご覧ください！
編集／弘世貴久

Vol.22-No.8
(2020年8月発行)
日常診療の質が上がる新常識
疾患、治療法、薬剤など明日からの診療が変わる21項目
編集／仲里信彦

以下続刊…

中心静脈カテーテル 穿刺・留置のコツがわかる！

適応の判断から手技のポイント・合併症の対応まで、
安全な実践に直結するための基本を身につけよう

特集にあたって

野村岳志

1　中心静脈カテーテルはリスクを伴う手技である

　研修医の諸君！ 医師になって多くの知識，技術を学びはじめていることと思います．学び得た知識は活用しても，すぐには明らかな結果として現れないことが多いです．しかし技術を習得すると，その手技を行った直後に結果がでるため（手技が上手い下手に関わらず），早く習得し，行いたいというモチベーションがわいてくるはずです．そのため種々の技術の早期習得をめざす研修医も多いと思います．中心静脈（central venous：CV）カテーテル挿入もその1つでしょう．

　ところで，中心静脈の定義を知っていますか？ 中心静脈とは胸腔内にある大静脈のことです．そのため，そこにカテーテルを挿入するという手技には致死的合併症のリスクが必ず潜んでいて，その合併症はすぐに心肺機能に影響を及ぼします．胸腔内出血，血腫による気道閉塞，気胸，心タンポナーデ，空気塞栓症，ガイドワイヤーによる血管損傷など，カテーテル挿入時や留置中，抜去時に生じる致死的な合併症は多種あります．そして，致死的合併症を生じる可能性がある手技を，医師免許をもらった直後に短時間の教育で行っている，それがCVカテーテル挿入の現状なのです．多くの外科的手術は習得までに時間を要します．助手として手術に入って，術者になるまでに月単位・年単位の習得期間が必要です．少なくとも中心静脈手技で生じる合併症の発生機序と対応を理解できるまで，CVカテーテル挿入手技は習うべきでない！ と筆者は考えます．また穿刺手技に係る死亡事例が現在も依然報告されているため，医療事故調査・支援センターからも「中心静脈穿刺合併症は皆無にできないまでも，穿刺合併症を減らし，特に死亡に至る事例を回避するにはどうしたらよいか」という視点で医療事故再発防止に向けた提言がなされています．

　さて，このように危険なCVカテーテル留置ですが，臨床研修中に経験すべき基本的な手技とされています．そのため，臨床研修中の医師は研修施設などで行われるCVカテーテル留置の講習会を受けることが必須となります．この講習会では基本的な知識や手技を学ぶことができますが，短時間の講習会は研修医に臨床での仮免許を与えているに過ぎま

せん．講習会の後に実際に患者さんに行うと上手くいかず，上級医（各施設のCVカテーテル挿入指導医が望ましい）に手技を止められ，挿入を交代してもらうということもよくあります．

2 本特集の構成と特徴

　今回の特集では挿入手技ありきではなく，多方面からCVカテーテル留置について展開しました．闇雲に上級医の言葉に従ってCVカテーテルを留置するのではなく，本当に必要な状況なのかを考え，必要と判断された場合に末梢挿入型中心静脈（peripherally inserted central：PIC）カテーテルでの代用ができないかどうかを検討することが，今の医療では必要であると学んでください．また，患者さんとその家族に対して十分な説明を行い文章で同意を得ることも必要です．同意書にないCVカテーテル留置は医療として認めてもらえないことを理解してください．医療とは医師と患者さんの同意のもとに行われるものであり，同意がない場合は傷害罪を問われかねません．そして，手技を行う前には事前の評価と計画立案が重要です．計画には，挿入が難しく手技が成功しない場合に挿入手技を諦める（撤退する）タイミングも含めておきましょう．そして手術と同様，手技開始前にブリーフィング（タイムアウト）を行います．20年前までは行われていなかったことが現在では必要です．新しい世代を担う医師に，この手続きは面倒な手続きではなく通常業務であるという意識がめばえ，医療安全の文化に則りCVカテーテル留置を行うことを期待します．

　また，CVカテーテル留置・管理・合併症の対応などについては，日本全国のCVカテーテル留置教育に携わっている先生がたに，臨床現場で実際に経験しないとわからないようなコツやポイントを具体的に解説してもらっています．最近やっと日本で用いられることが増えてきたPICカテーテルについても，「上手くいくコツ」を含めて解説してもらいました．君たち研修医の先生がやりがちな失敗なども記載しているので，安全な実践に直結する特集となればと思います．

　「CVカテーテル留置はすばやく留置すること以上に，安全に行う，適切に中止することがPriorityである」

Profile

野村岳志（Takeshi Nomura）
東京女子医科大学 集中治療科

中心静脈カテーテル留置の適応
末梢挿入型中心静脈カテーテルも含めて

佐藤暢夫

① 中心静脈カテーテル留置の適応は限られている

② 適応，挿入部位などは複数の医療者で検討せよ

③ 中心静脈カテーテル留置は一歩間違うと患者を死亡させる危険手技と心得よ

④ 抗凝固療法，抗血小板療法の患者は，休薬ができないか確認せよ

⑤ 末梢挿入型中心静脈カテーテル (PICC) で代替できないか必ず検討せよ

⑥ 致死的な合併症など個別のリスク説明を行ったうえで同意を得ているか確認せよ

⑦ 血管損傷時に対応できるバックアップ体制があるか確認せよ

⑧ 血管虚脱などで挿入が難しい事例は，無理せず挿入に長けた上級医に相談せよ

はじめに

　　　研修医の先生が所属する多くの医療機関では，医療上の必要性から中心静脈 (central venous：CV) カテーテル留置が行われています．しかし，表在末梢静脈の確保が難しいという理由で，安易にCVカテーテル留置が行われているケースもあります．CVカテーテルは挿入時のみならず，留置中，抜去時にも致死的な事故が起こりえます．そのため，適応をきちんと確認したうえで行わなければ，患者さんの不利益となります．本稿ではCVカテーテル留置の適応について学んでいきましょう．

症 例

　50歳代男性，大腸癌術後の大腸イレウスのため入院中．栄養管理を目的としてCVカテーテル留置が検討された．腎不全は指摘されていない．

1 CVカテーテル挿入はリスクの高い医療行為

1) CVカテーテル留置の危険性

　さて，研修医の皆さんはそろそろ臨床にも慣れてきて，CVカテーテル留置もどんどん行っていきたい時期なのではないかと思います．しかし，平成29年に日本医療安全調査機構より公表された「中心静脈穿刺に係る死亡分析」によると，1年3カ月の間に全国でCV穿刺に関連した10件の死亡事例が報告されています．背景を詳しく分析してみると，10事例中7例の患者は肝硬変，骨髄異形成症候群，播種性血管内凝固症候群といった併存症や抗凝固薬・抗血小板薬などの影響による血液凝固障害を認めており，うち3例は慢性腎不全で維持透析中の患者でした．穿刺時合併症として，動脈穿刺が一定の頻度で起こりえますが，出血リスクを有する患者に動脈損傷をきたすと止血の対応が難しく，致命的となる場合があります．また，いずれの症例も浮腫や腹水，低アルブミン血症などがあり，血管内脱水が疑われる状態でした．血管が虚脱している症例の場合，カテーテルの挿入が難しいうえに出血性合併症の循環耐用力も低いため，致命的となるリスクがほかの症例より高いと考えられます．

2) 合併症のリスク

　一般的にCV穿刺合併症を発生する患者特有のリスクとして，肥満（BMI＞30），低体重（るい痩，BMI＜20），浮腫，血液凝固障害，穿刺部位の手術創，呼吸機能障害，CVカテーテル確保困難の既往などが報告されています．CVカテーテル挿入は全身状態が悪化している場合や，治療上不可欠であると判断される場合に施行される手技です．しかし，血液凝固障害のある患者では特に，合併症として動脈損傷が生じると手術による止血などが必要となる場合があり，また頸動脈損傷は血腫による気道狭窄などによって致死的事態となる場合もあるため，これらを念頭に置いて挿入部位を含めて慎重に適応を決定することが重要です．

> **ここがポイント：CV穿刺合併症が発生しやすい（ハイリスク）患者の特徴**
> ・肥満（BMI＞30）
> ・低体重（るい痩，BMI＜20）
> ・浮腫
> ・血液凝固障害
> ・穿刺部位の手術創
> ・呼吸機能障害
> ・CVカテーテル確保困難の既往

3) 適応や挿入部位は合議によって決定する

　基本的に上腕の尺側皮静脈に挿入されるPIC（peripherally inserted central：末梢挿入型中心静脈）カテーテルは穿刺の安全性が高いことが報告されていますが，PICカテー

ルを選択することについての検討は，いずれの事例でもされていなかったようです．また，適応を合議で決めたことを確認できたのは10事例中5例でした．より安全な方法による代替を含め，適応や挿入部位は複数人（可能なら看護師，栄養管理士を含めて）で意見交換する合議によって決定されることが望まれています（図）．

　以上より，CVカテーテル挿入は，致死的合併症が生じうるリスクの高い危険手技であるとの認識をもつことが最も重要です．

> **ここがポイント**
> ・CVカテーテル挿入は，致死的合併症が生じうるリスクの高い医療行為（危険手技）であるという認識をもつことが最も重要である．
> ・血液凝固障害，血管内脱水のある患者は特に致命的となるリスクが高く，CVカテーテル挿入の適応については，PICカテーテルによる代替を含め，合議で慎重に決定する．

> **ここがポイント**
> ハイリスクの患者に実施を検討する場合は，複数人で以下の項目を検討する．
> 　・どうしてもCVカテーテルを挿入しなければならないか
> 　・抗凝固療法，抗血小板療法の患者は，休薬ができないか
> 　・PICカテーテルで代替できないか
> 　・致死的な合併症など個別のリスク説明を行ったうえで同意を得ているか
> 　・血管損傷時に対応できるバックアップ体制があるか
> 　・血管虚脱などで挿入が難しい事例は，基幹病院などとの実施連携ができないか

　前述の報告を踏まえて，当院のマニュアルでは適応を明確化し，CVカテーテル留置時は留置の適応を，難しい症例は上級医と行ったことを記載する留置報告書の提出を義務付けています．また，留置時に介助者が同意書を確認することが盛り込まれています．

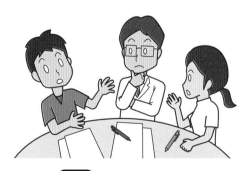

図 複数人で検討する

2 CVカテーテル留置の適応

CVカテーテル留置の適応は以下の通りです．

① 高カロリー輸液（中心静脈栄養）
② 末梢静脈が確保できない場合の輸液ルート，末梢静脈からの投与が適当でない場合の
　薬液投与ルート
③ 中心静脈圧測定が必要な場合
④ そのほか透析時のブラッドアクセス，肺動脈カテーテル挿入経路，心臓ペースメーカー
　挿入経路，IVC（inferior vena cava：下大静脈）フィルター挿入などの静脈系や右心
　系IVR（interventional radiology）など

　①については人工呼吸中など経口摂取ができない場合にはまず経管栄養を検討し，CVカ
テーテル留置を回避できないか考えてみましょう．
　PICカテーテルは①，②が適応となり，カテーテルによっては③も適応となっています．
PICカテーテルは両上腕の皮静脈が第一選択となりますが，カテーテルを留置する血管に
十分な血管径がないと血栓症を引き起こす原因となります．また，米国腎臓学会のchoosing
wisely campaignに代表されるように，腎不全で透析導入前の患者は将来的に上肢にシャ
ントを作成するためPICカテーテルの留置は推奨されていません．**表**にPICカテーテルと
CVカテーテルのメリット，デメリットを載せました．

症例のつづき

　腎不全ではないので，左右の上腕皮静脈をエコーで確認して，留置予定の血管に十分な血管径
があればPICカテーテルを選択する．

表 PICカテーテル，CVカテーテルの特徴

	PICカテーテル（上腕尺側皮静脈）	CVカテーテル（内頸静脈）
メリット	・致命的合併症が生じる可能性：小 ・留置中，カテーテルの違和感が少ない	・慣れると留置が短時間で行える
デメリット	・神経損傷のリスクがある ・ガイドワイヤ迷入が生じやすい ・血栓形成のリスクが高い ・腎不全患者では留置が推奨されない （シャント予定血管を残存させるため）	・挿入時，留置中，抜去時に致命的合併症が生じる可能性がある ・留置中，カテーテルの違和感が強い

※致命的合併症：空気塞栓，血気胸，血腫による気道閉塞など．

おわりに

　いろいろと怖いお話をしてしまいましたが，準備をしすぎて困ることはありません．患者さんの治療のために武器をたくさんもって治療にあたってください．

文　献

1）「安全な中心静脈カテーテル挿入・管理のためのプラクティカルガイド 2017」（日本麻酔科学会 安全委員会／編），2017
   https://anesth.or.jp/files/pdf/JSA_CV_practical_guide_2017.pdf
2）「中心静脈穿刺合併症に係る死亡の分析―第1報―」（日本医療安全調査機構／編），2017
   https://www.medsafe.or.jp/uploads/uploads/files/publication/teigen-01.pdf
3）東京女子医科大学：中心静脈カテーテル（CVC）挿入・管理マニュアル改定第2.0版.
4）Patel IJ, et al：Consensus guidelines for periprocedural management of coagulation status and hemostasis risk in percutaneous image-guided interventions. J Vasc Interv Radiol, 23：727-736, 2012（PMID：22513394）
5）Williams AW, et al：Critical and honest conversations：the evidence behind the "Choosing Wisely" campaign recommendations by the American Society of Nephrology. Clin J Am Soc Nephrol, 7：1664-1672, 2012（PMID：22977214）

参考文献・もっと学びたい人のために

1）「中心静脈・動脈穿刺」（中馬理一郎, 他／編），メディカル・サイエンス・インターナショナル, 2011
2）「必ずうまくいく！PICC」（金井理一郎／編，徳嶺譲芳／監），羊土社, 2017

Profile

佐藤暢夫（Nobuo Sato）

東京女子医科大学病院 集中治療科
2002年信州大学医学部卒，　2016年東京女子医科大学院修了，2017年4月より現職．専門は集中治療室における睡眠障害，せん妄予防．院内ではCVC医療安全部会メンバーとして安全なCVC挿入・管理・抜去のシステム作りに取り組んでいます．

中心静脈穿刺の合併症と対応

古谷健太

① 中心静脈穿刺は，生命に危険を及ぼす合併症を発生させる

② 機械的合併症は，予防が最も重要である

③ 中・長期的な使用により感染，静脈血栓，カテーテルトラブルが起こりうる

はじめに

　　中心静脈（central venous：CV）カテーテルは非常に有用である一方，生命を脅かす合併症を発生させる危険性があります．穿刺部位に応じた利点と欠点があるので（**表1**），CVカテーテルの必要性とともに検討が必要です．本稿では，CV穿刺に伴う合併症とその対応について述べます．

1 機械的合併症

　　機械的合併症とは，CV穿刺，カテーテル留置の手技によって起こる合併症のことです．主要な機械的合併症の発生頻度を**表2**[1]に示します．

　　超音波ガイド下穿刺によって，穿刺回数および機械的合併症の発生を減少させることが可能です．またダイレーターを挿入する前に，ガイドワイヤーが静脈内にあることも確認できます．しかし**表2**に示す通り，超音波ガイド下穿刺でも合併症はゼロにはなりません．特に重症例では穿刺難易度が上がり，合併症が起こりやすくなります．積極的にシミュレーターを用いたハンズオンセミナーを受講し，適切にCV穿刺を実施できるようにしましょう．

表1 穿刺する標的血管とその利点・欠点

血管	利点	欠点
内頸静脈	・超音波ガイド下穿刺がしやすい ・外部からの圧迫が容易である ・機械的合併症が少ない ・狭窄を起こしにくい	・患者の快適性が低い ・感染のリスクが高い
腋窩静脈	・患者の快適性が高い ・感染のリスクが低い ・血栓形成のリスクが低い	・超音波ガイド下穿刺が難しい ・外部からの圧迫が困難である ・気胸・血胸のリスクが高い ・血栓形成・狭窄のリスクが高い 　（長期使用の場合） ・Pinch-off syndrome
大腿静脈	・超音波ガイド下穿刺がしやすい ・外部からの圧迫が容易である	・血栓形成のリスクが高い ・患者の快適性が低い ・感染のリスクが高い
PICC	・致死的合併症が起こりにくい ・外部からの圧迫が容易である ・感染のリスクが低い	・血栓形成のリスクが高い

PICC（peripherally inserted central venous catheter：末梢挿入型中心静脈カテーテル）
文献1〜3をもとに作成.

表2 超音波ガイド下中心静脈穿刺における標的血管と主要な機械的合併症頻度

血管	動脈誤穿刺	血腫	気胸
全体（%）	1.4	1.6	1.3
内頸静脈（%）	0.3〜1.1	0.2〜1.2	0〜1.2
腋窩静脈（%）	2.0	1.5	0.7

文献1をもとに作成.

1）動脈誤穿刺

　CV穿刺の標的となる静脈には動脈が伴走しているので（図1），時に動脈誤穿刺が発生します．動脈誤穿刺によって，出血，血腫形成（特に総頸動脈誤穿刺では気道閉塞の可能性），仮性動脈瘤，動脈血栓，動脈解離，脳梗塞，動静脈瘻，血胸などが生じます．大腿静脈穿刺でも，鼠径靱帯よりも近位で大腿動脈（腸骨動脈の場合もある）を誤穿刺してしまうと，後腹膜血腫や腹腔内出血から重篤になる恐れがあります．

● 対策

　動脈損傷を疑った場合の具体的なフローチャートを図2に示します[4]．頸部や大腿部では圧迫止血が可能ですが，鎖骨周辺では圧迫が難しいかもしれません．これまでの報告から，7 Fr（トリプルルーメン相当）までであれば，抜去して圧迫止血が可能です[1]．しかしそれ以上のサイズのもの（例：血液透析用カテーテル）や圧迫止血が困難な部位であった場合は，抜去せずに血管内治療ができる部門へ相談しましょう．また誤穿刺と気がつか

A) 腋窩静脈

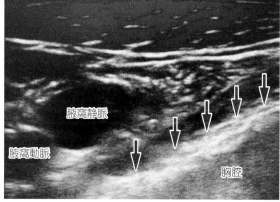

外側　　　　　　　　　　　　　　　　　　　　　　　　　内側

腋窩静脈

腋窩動脈

胸腔

B) 内頸静脈

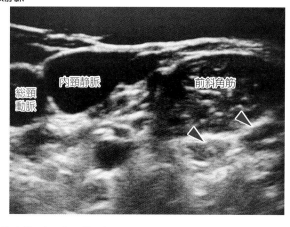

内頸静脈　　　　　前斜角筋

総頸
動脈

内側　　　　　　　　　　　　　　　　　　　　　　　　　外側

図1　腋窩静脈，内頸静脈周辺の超音波像

A：腋窩静脈の短軸像．腋窩動脈は腋窩静脈の外側に存在している．腋窩静脈の近傍には
高輝度の面として胸膜が観察でき（━━▶），その先は胸腔や肺が存在している．

B：内頸静脈の短軸像を描出し，やや外側にずらしたときの超音波断層像．内側には総頸
動脈が存在している．外側では前斜角筋と中斜角筋の間に腕神経叢を構成する神経根
が観察できる（▶）．

ずにカテーテルを留置してしまった場合は，安直に抜去しないようにしましょう．安直に
抜去すると，脳梗塞や血胸などが発生することもあります[1]．

2）気胸

　　図1Aのように，腋窩静脈と胸膜は近接しているので，穿刺時に気胸が起こりえます．ま
た内頸静脈穿刺でも発生することがあります．

　　小さい気胸の場合，臨床症状はほとんど出ませんが，穿刺時に咳嗽，胸痛，呼吸困難，
多呼吸，経皮的酸素飽和度の低下などの症状を伴うこともあります．また，穿刺直後の胸
部X線写真で診断できなくても，遅発性に気胸が発生することもあります[1]．

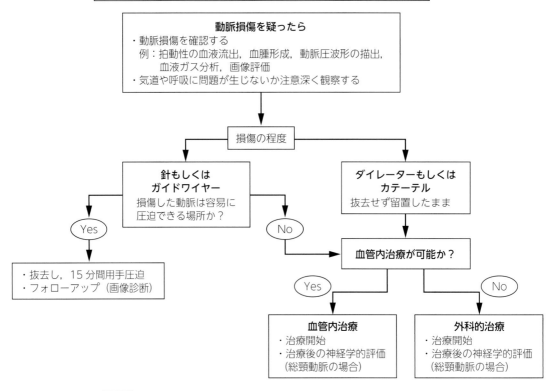

中心静脈カテーテル留置中の動脈カニューレーションの管理方法の提案

動脈損傷を疑ったら
・動脈損傷を確認する
　例：拍動性の血液流出，血腫形成，動脈圧波形の描出，
　　　血液ガス分析，画像評価
・気道や呼吸に問題が生じないか注意深く観察する

損傷の程度

**針もしくは
ガイドワイヤー**
損傷した動脈は容易に
圧迫できる場所か？

**ダイレーターもしくは
カテーテル**
抜去せず留置したまま

Yes　　No

・抜去し，15分間用手圧迫
・フォローアップ（画像診断）

血管内治療が可能か？

Yes　　No

血管内治療
・治療開始
・治療後の神経学的評価
　（総頸動脈の場合）

外科的治療
・治療開始
・治療後の神経学的評価
　（総頸動脈の場合）

図2 動脈損傷を疑った場合のアルゴリズム
大径のダイレーターやカテーテルで動脈損傷したり，圧迫止血が困難な部位で
あれば，あわてて抜去せずに血管内治療が可能な部門に相談する．
文献4より引用．

 ここがポイント：肺エコーの有用性

　超音波は空気が存在すると反射されてしまうため，呼吸器系の評価には弱い印象がある
かもしれない．しかし気胸の診断に関しては，肺エコーの方が胸部X線写真よりも感度が
高いことが知られている．穿刺の前後において肺エコーを行い，"気胸でない"と確認する
ことを推奨する．

● **対策**

　小さい気胸（胸腔容積の30％以下）で症状がなければドレナージは不要で[2]，経過観察
としてよいです．虚脱率が大きい場合や，継続した人工呼吸が必要な状況では，胸腔ドレ
ナージを考慮します．

3）**神経損傷**[2]

　穿刺針による直接損傷（内頸静脈や腋窩静脈穿刺時の腕神経叢損傷：図1B，あるいは大
腿静脈穿刺時の大腿神経損傷），血腫による圧迫，障害性のある薬剤の血管外漏出により生

じます．一過性のものがほとんどですが，稀に永続的な障害を生じます．

● 対策

　発生してしまうと治療法がないので，予防が重要です．予防策として，リアルタイム超音波ガイド下穿刺で神経束の穿刺を避けること，穿刺時に異常感覚の訴えがあったらそれ以上は針を進めないことなどがあげられます．

4）空気塞栓 [1, 2]

　CV穿刺中に，穿刺針やカテーテルが大気に開放されると，吸気に伴って中心静脈圧が低下したとき，空気を引き込みやすくなります．**大量（200 〜 300 mL）であった場合，致死的です．**適切な穿刺体位を確保していても，自発呼吸下で呼吸努力が強い患者，血管内容量が少ない患者などに穿刺する場合は，特に注意が必要です．

> **ここがピットフォール：抜去時も空気塞栓に注意を！**
> 　空気塞栓は挿入時だけでなく，抜去時や輸液回路交換時にも発生しており，死亡例もある．坐位や立位でCVを抜去してはいけない．

● 対策

　予防策として，穿刺時にはカテーテルに蓋をするまで開口部を指で押さえること，骨盤高位での穿刺，挿入時のValsalva手技（息こらえ），抜去時には空気を通さない透明ドレッシングで被覆することなどがあげられます．ガイドワイヤー挿入直前，血管内に留置した針（外筒）遠位端から血液が流出しない場合には，即座にガイドワイヤーを挿入する必要があります．発生してしまった場合は骨盤高位，左側臥位とし，空気が肺動脈へ向かいにくいようにします．

5）ガイドワイヤー，カテーテル関連トラブル

　ガイドワイヤーやカテーテルが中心静脈に深く挿入されると，不整脈（稀に心室細動）を誘発することがあります．また心臓を穿通すると心タンポナーデが，静脈壁を穿通すると胸腔内輸液が発生し，いずれも生命に危険を及ぼします．

　カテーテルを挿入する段階で，ガイドワイヤーの遠位部を保持せずガイドワイヤーごとカテーテルを留置してしまった場合には，血管内異物（ガイドワイヤーの血管内迷入）が生じます．

● 対策

　中心静脈に深く（右からであれば20 cm以上）挿入してはいけません．なお，ガイドワイヤーを引き戻しても，不整脈が続くことがあります．ガイドワイヤーの血管内迷入時は，血管内治療が可能な部門に回収を依頼します．

2 中・長期的な使用による合併症

1) 感染

　局所感染（静脈炎，カテーテル出口部感染，トンネル感染，埋め込み型カテーテルのポケット感染）と，全身性の血流感染に大別されます．また，カテーテルと血液培養から同じ細菌が検出された血流感染を**カテーテル関連血流感染症**（catheter-related blood stream infection：CRBSI）と呼びます[1]．CVカテーテル留置中の患者が発熱した場合には，CRBSIが鑑別にあがります．

● 対策

　CRBSIを疑ったら，末梢から血液培養用に2セットの採血を行うとともに，カテーテルを抜去あるいは交換し，カテーテル先端を培養に出しましょう．原因菌が特定された場合，感受性試験の結果に応じて抗菌薬を選択します．

🏛 ここがポイント：感染予防

　CVカテーテルの留置に際しては，手洗いおよび高度無菌遮断予防策（maximal sterile barrier precautions：滅菌ガウン，滅菌手袋，マスク，患者の全身を覆うドレープ）を用いる．消毒液は，基本的にクロルヘキシジンを用いる．なおCRBSIは，腋窩静脈に留置した場合に発生頻度が低下する[3]．

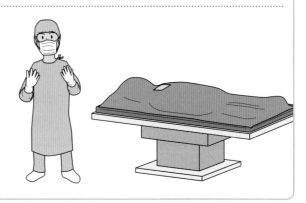

---

2) 静脈血栓

　静脈にカテーテルが挿入されると，静脈血流が障害され，血栓が生じやすくなります．特に細い静脈に太いカテーテルが挿入された場合，血栓のリスクは高まります．中枢側に発生あるいは進展した血栓は運動によって移動しやすく，肺塞栓の危険が高まります．末梢挿入型中心静脈（peripherally inserted central venous：PIC）カテーテルは，CVカテーテルに比べて深部静脈血栓を発生しやすいのが欠点です[5]．深部静脈血栓は大腿静脈穿刺で多く，腋窩静脈穿刺で少ないです[3]．

● 対策

　可能なら大腿静脈穿刺を避けましょう．PICカテーテルの場合，なるべく太い静脈から少ないルーメン数のカテーテルを挿入しましょう．

3) カテーテルの閉塞，断裂

　　留置期間が長くなるにつれ，カテーテルが閉塞，断裂しやすくなります．滴下不良の際には閉塞，断裂していないか注意が必要です．なお，鎖骨下，腋窩アプローチの場合，腕を動かしたときに鎖骨と第一肋骨によってカテーテルが挟まれ，カテーテルの閉塞，切断が起こる現象を Pinch-off syndrome と呼びます[1]．

● 対策

　　Pinch-off syndrome に関しては，外側からのカテーテルの挿入（肋鎖靱帯をカテーテルが通ると起こりやすくなるため）と，定期的な胸部 X 線撮影が予防策になります．断裂してしまった場合は，血管内治療が可能な部門に破片の回収を依頼します．

4) カテーテルの移動

　　適切な位置にあったはずの CV カテーテルも，時間とともに移動することがあります．先端が移動し，静脈壁とカテーテルのなす角度が平行から垂直に近づくと，静脈を穿通する危険が高まります．穿通が心膜翻転部より近位であれば心タンポナーデ，遠位であれば胸腔内出血や胸腔内輸液が生じます．またカテーテルが浅くなった場合，静脈血栓が起こりやすくなります．

● 対策

　　定期的に胸部 X 線撮影を行い，カテーテルが浅かったり，深くなったりしている場合，あるいはカテーテルと静脈壁が平行でなくなっている場合には，カテーテルの入れ替えを考慮しましょう．

おわりに

　　CV 穿刺によって，重大な合併症を生じることがあります．CV カテーテル挿入の必要性および穿刺部位ごとの利害を検討すること，リアルタイム超音波ガイド下穿刺ができるようにトレーニングを受けること，合併症が起こった場合の対処法を知っておくことが必要です．

文 献

1）Safety Committee of Japanese Society of Anesthesiologists：Practical guide for safe central venous catheterization and management 2017. J Anesth, 34：167-186, 2020（PMID：31786676）
　↑日本麻酔科学会の CV カテーテル挿入・管理ガイドライン．日本語版が先行して公開されていますので，ご参照ください（https://anesth.or.jp/files/pdf/JSA_CV_practical_guide_2017.pdf）．

2）Frykholm P, et al：Clinical guidelines on central venous catheterisation. Swedish Society of Anaesthesiology and Intensive Care Medicine. Acta Anaesthesiol Scand, 58：508-524, 2014（PMID：24593804）
　↑北欧の CV 穿刺ガイドライン．

3）Parienti JJ, et al：Intravascular Complications of Central Venous Catheterization by Insertion Site. N Engl J Med, 373：1220-1229, 2015（PMID：26398070）
　↑CV穿刺時の合併症発生を挿入部位ごとに比較した研究.

4）Dixon OG, et al：A systematic review of management of inadvertent arterial injury during central venous catheterisation. J Vasc Access, 18：97-102, 2017（PMID：27791256）
　↑動脈穿刺をしてしまった場合の対処法に関する総説.

5）Chopra V, et al：Risk of venous thromboembolism associated with peripherally inserted central catheters: a systematic review and meta-analysis. Lancet, 382：311-325, 2013（PMID：23697825）
　↑PICカテーテルと血栓形成についての系統的レビュー.

■ 参考文献・もっと学びたい人のために

1）Practice Guidelines for Central Venous Access 2020: An Updated Report by the American Society of Anesthesiologists Task Force on Central Venous Access. Anesthesiology, 132：8-43, 2020（PMID：31821240）
　↑執筆時点（2020年4月現在）で最も新しいアメリカ麻酔科学会の中心静脈穿刺ガイドライン. 総論のほか，CV穿刺のアルゴリズムが記されている.

2）Alrajhi K, et al：Test characteristics of ultrasonography for the detection of pneumothorax: a systematic review and meta-analysis. Chest, 141：703-708, 2012（PMID：21868468）
　↑肺エコーによる気胸診断についての系統的レビュー.

Profile

古谷健太（Kenta Furutani）

新潟大学医歯学総合病院 麻酔科
臨床では気道管理と神経麻酔領域が専門です.
40歳を超えたいまさら，海外留学を決意した麻酔科医です. 最近は医療安全に興味があります. 日本医学シミュレーション学会に所属し，超音波ガイド下CV穿刺の普及活動をしていますが，このテクニックは，末梢静脈穿刺や静脈ライン留置（特に小児，肥満症例）にも応用できます. 積極的にCVC実践セミナーを受講してください！

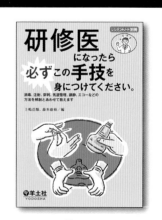

リアルタイム超音波ガイド下 中心静脈穿刺のマスター法とコツ

浅尾高行

① ランドマーク法穿刺と異なり，リアルタイム超音波ガイド下穿刺には独特のプローブ操作方法と穿刺技術がある

② 臨床を再現した難易度の高い穿刺モデルで訓練しよう

③ シミュレーションでは適切な評価タスクを用いて客観的技術評価を行う

■ はじめに

　　中心静脈穿刺を超音波ガイド下で行うことによって，重篤な合併症を減らせることが明らかになっています．しかしこれは，「正しく超音波装置を使用した場合」という前提での話です．検査で用いられる超音波装置の使い方とは，プローブの持ち方や操作法が異なります．超音波ガイド下穿刺に独特の超音波装置の使い方をマスターしないままでガイド下穿刺を行うと，重篤な合併症を引き起こすことになります．

　　研修医が臨床実践の前に，理論と原理を理解し合理的シミュレーショントレーニングを十分に行うことで一定の技術レベルに達してから実践するという手順は，CV（central venous：中心静脈）カテーテルに限ったことではありません．安全に手技を行える域まで自分のスキルが備わっているかを客観的に評価することが大切です．

　　本稿では研修医が自己トレーニングすることを想定した，リアルタイム超音波ガイド下穿刺の「コツ」とその「マスター法」を解説します．

1 リアルタイム超音波ガイド下穿刺は必要か?

1) 超音波装置を利用したCV穿刺とは?

　　超音波装置を利用したCV穿刺には，超音波装置を使う場面の違いによって次の2つの方法があります.

> リアルタイム法：プレスキャンで血管の位置を確認し，穿刺時も左手で超音波プローブを操作して超音波画面を見ながら針を進める方法
> プレスキャン法：プレスキャンで血管の位置を確認して皮膚にマーキングを行い，穿刺するときは超音波装置を使わずにマークに向かって穿刺する方法

　　リアルタイム超音波ガイド下穿刺を，落とし穴がたくさんある道を歩くことに例えると，リアルタイム法は「足元を見て安全を確かめながら目的地に向かって歩く」方法で，プレスキャン法は「目的地の方向を確認したら目をつぶって歩く」方法です.

　　後者は超音波を使わない盲目的穿刺と精度の面では大差がありません. 安全のために，リアルタイム超音波ガイド下穿刺をマスターすることが必要です.

2) なぜリアルタイム法は難しいのか?

　　最終的に盲目的穿刺になるプレスキャン法と比べて，リアルタイム法は難しい手技といわれています. それは，「両手で同時進行する複雑な手技を手元を見ないで行う手技」だからです.

2 リアルタイム法をマスターするには?

　　リアルタイム法のスキルを，効率よくシミュレーショントレーニングするときのポイントは3つあります.

> 1. 要素分解法
> 2. 不足技術が認識可能なトレーニング法
> 3. Web教材と評価タスクの利用
>   （稿末の「参考文献・もっと学びたい人のために」のURLを参照）

1) 要素分解法

　　「両手で同時進行する複雑な手技」を，片手ずつ時間軸に沿って単純なタスクに分解し，そのタスクを個々に訓練した後，手技を統合して完成させるトレーニング法です（図1）. この方法の利点は失敗したときの原因が，分解したタスク以外にはないので手技の補正や改良がしやすいことです. うまくできなかったときには，原因が含まれるタスクに戻って再トレーニングします[1].

　　手術手技も，同じ手法を用いて短時間でマスターすることができます[2].

2) 不足技術が認識可能なトレーニング法

　　技術がなくても成功してしまうトレーニングモデルは役に立たないばかりか危険です．
可能な限り臨床に近い，あるいは想定される悪条件を再現したトレーニングモデルが推奨
されます．筆者はくり返し使用できるトレーニングモデルを開発していて，インターネッ
トで個人購入が可能です（「UGP-GEL」で検索）．
　　このモデルは，3段階の深さに7本の血管が配置されていて，次のような臨床で経験す
る悪条件を再現しています（図2）．

・背景が高輝度
・モデル血管が細径
・血管が屈曲

　　技術が不足しているときには，失敗しやすいモデルで訓練することにシミュレーション
トレーニングの意味があります．

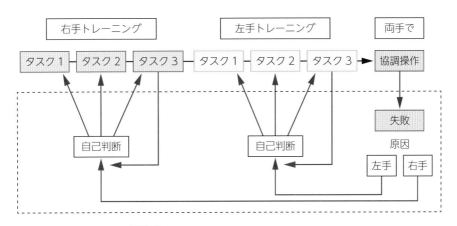

図1 要素分解法によるトレーニング

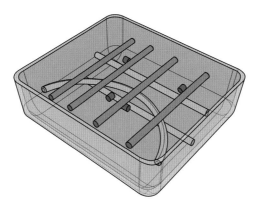

図2 UGP-GEL 超音波ガイド下穿刺トレーニングゲルの血管配置
UGP-GELはアルファバイオ株式会社の製品．

3) Web教材と評価タスク

　　手技の動画は効率的な習得に不可欠です．WEB教材（動画あり）を公開しているので，本稿とあわせてのトレーニングを勧めます．参考文献のURLにアクセスしてみてください．習熟度の評価タスクを客観的な基準で評価することによって，スキルが安全な実践レベルに達しているかを判断・評価します．

3 リアルタイム法の特徴

1) In-Plane法とOut-of-Plane法

　　リアルタイム法にはそれぞれ2つの方法があります（図3）．

・In-Plane法：プローブの側面から超音波ビーム内に針を進める穿刺方法
・Out-of-Plane法：超音波ビームを貫く方向で針を進める方法

2) どちらの方法を選択するか？

　　2つの方法が世のなかに存在するということは，どちらにも捨てがたい利点があるということです．それぞれの方法の利点と欠点を理解し，状況により適したほうを選択することが大切です．「自分が得意な方を選択する」ではなく，状況にあわせて選択できるように両方をマスターしておく必要があります．

 ここがポイント：どちらを先にトレーニングするか？

　　In-Plane法を先に訓練したほうが上達が早いことがわかっています．「技術不足が認識しやすい」，「プローブ操作がわかりやすい」など理由はいくつか考えられますがここでは割愛します．

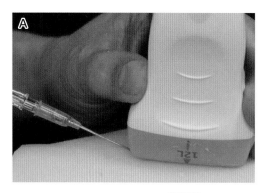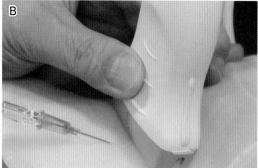

図3　リアルタイム法
A：In-Plane法，B：Out-of-Plane法．

3) In-Plane 法と Out-of-Plane 法の利点と欠点

　　　針の全長が常に画面で見える In-Plane 法は深部方向の精度が高い一方で，側方向の精度が低くなります．例えば，虚脱した血管など血管前後壁の距離がない血管では In-Plane 法が，細い血管では Out-of-Plane 法が有利です．状況にあわせて選択できるように高精度な穿刺をトレーニングしてください．

4　リアルタイム法に独特なスキルは何か？

　　　プレスキャン法では不要で，リアルタイム法には必要なスキルがあります．それを中心に集中的にトレーニングすると効率的です．

1) 独特なスキルその1：プローブの安定把持と微細プローブ操作

　　　針先は 0.5 mm 程度と小さいので，プローブが 1 mm ずれても針を見失うことになります．そのため，「プローブの安定把持」と「微細プローブ操作」を習得しておく必要があります．診断的超音波では超音波の減衰を少なくするためにプローブを皮膚に押し付けて密着させますが，血管穿刺ではプローブをわずかに「浮かせる」ことが必要です．浮いた状態でプローブを安定して固定する技術はリアルタイム法独特の技術です．

2) 独特なスキルその2：手元を見ないで針を真っ直ぐに進める

　　　超音波画面を見ながら針を進めるリアルタイム法では，手元を見なくても設定した方向に真っ直ぐに針を進める技術が求められます．CV 穿刺以外のモニターを見ながら行う手技には鏡視下手術があり，両者のコツやトレーニング方法は共通しています．

5　プローブの安定把持と微細プローブ操作のトレーニング

1) 安定したプローブの把持：In-Plane 法の場合 (図4)

　　　第1～4指で，プローブの下部をしっかり把持します．第4指と第5指は皮膚に固定させます．

> **ここがポイント**
> 第4指はプローブと皮膚の両方に接していてプローブを皮膚面に固定する要となる．
> 皮膚面においた第4指の上にプローブがのっているイメージ．

❶ 評価タスク

　　　プローブをモデルに当てた状態で動かないように固定．

❷ 評価基準

1分間，画面が揺らぐことなく安定している．

指先が白くなるくらいに力が入っている．

2) 微細プローブの操作：In-Plane法の場合（図5）

プローブの操作は，プローブを左右に移動させるSlide操作と，奥の角を中心軸に扇状に動かすPivot操作の2つがあります．いずれも数ミリ程度の微細な動きになります．

> **ここがピットフォール：親指の第一関節が伸びている**
>
> 安定把持しようとすると親指の第一関節が伸びた状態で把持することになります．しかし，それでは微細なPivot操作はできません．第一関節は曲がった状態で操作しましょう．

> **ここがピットフォール：Slide操作とPivot操作は同時に行わない**
>
> プローブを無闇に動かして偶然に任せて適した位置を探すような操作は，無駄が多く効率の悪い操作法です．Slide操作とPivot操作は同時に行わないようにします．

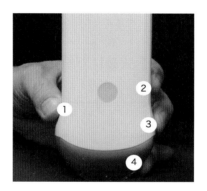

図4 In-Plane法での安定したプローブの把持の方法

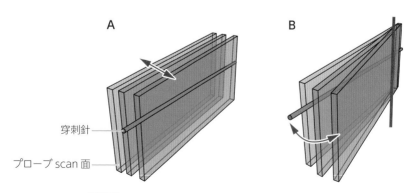

穿刺針

プローブscan面

図5 In-Plane法での微細プローブの操作法
A：Slide操作，B：Pivot操作．

❶ 評価タスク

　　　モデルに刺した針の全長を描出する．

❷ 評価基準

　　　Slide操作で針先を描出し（図6A），Pivot操作で針の全長を描出できる（図6B）．

3）安定したプローブの把持：Out-of-Plane 法の場合（図7）

　　　第1〜4指で，プローブの下部をしっかり把持します．皮膚面に第4〜5指を固定し，第4指の位置はプローブの最下面におきます．

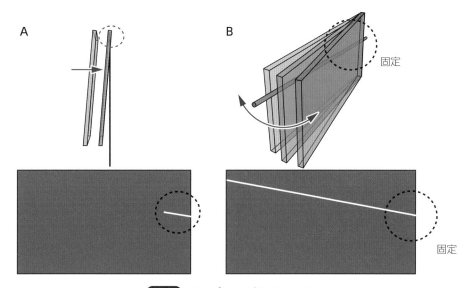

図6 微細プローブ操作の評価法

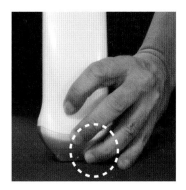

図7 Out-of-Plane法での安定したプローブの把持の方法

4) 微細プローブの操作：Out-of-Plane 法の場合

主なプローブ操作は，プローブの軸を中心としたRotation操作（図8A）と，前後に平行移動させるSlide操作（図8B）です．

❶ 評価タスク

20°で浅くモデルに刺した針の針先を微細Slide操作で検出．

❷ 評価基準

前方に移動したときに針先の高輝度が消える位置を針先の位置として認識できる（図9）．

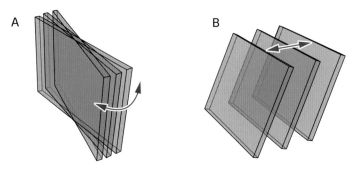

図8 Out-of-Plane法での微細プローブの操作法
A：Rotation操作，B：Slide操作．

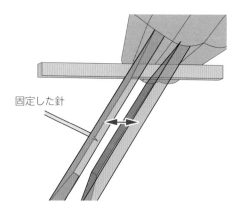

固定した針

図9 Out-of-Plane法での微細プローブ操作による針先の位置確認

6 手元を見ないで針を真っ直ぐに進めるのトレーニング

1) 針の持ち方

　　採血のように手元を見ながら操作できる場合には，針の持ち方はさほど重要ではありません が，超音波画面を見ながら針を進める超音波ガイド下穿刺では，想定外の方向に針が 進む危険性があります．3点固定で針を持つと（図10A），針の方向が固定され，まっすぐ に針を進めることができます．さらに針先から肘までを一直線にすることで（図10B），方 向が一定になります．

2) 姿勢

　　右足を1歩引いて体を45°に構え，針先から肩までが1平面上にあり（図11），さらに利 き目がその平面上に位置するようにやや右に首を傾けます．鏡に移った自分の姿で確認し ましょう．

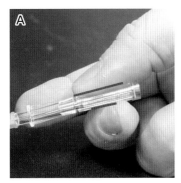
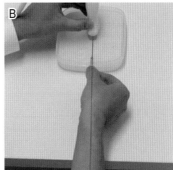

図10 針の持ち方

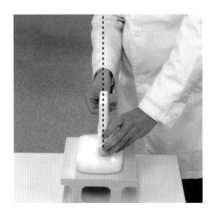

図11 正しい姿勢

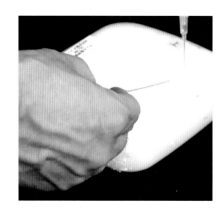

図12 手元を見ないで針を真っ直ぐに進めるトレーニング

❶ **評価タスク**

　　モデルに垂直に刺した針をターゲットにして，手前から針の方向を定めて手元を見ないで針を進めターゲットに当てる（**図12**）．

❷ **評価基準**

　　手元を見ないでも 3 cm 手前からターゲットに当たる．

7 臨床実践へ

　　穿刺に伴う合併症が重篤な CV カテーテルにおいては，「トレーニングでは成功，だけど臨床では不成功」という事態を避けなければいけません．成功させるために次の①〜③をお勧めします．

① **誰もが納得できる技術レベルに到達している**
　実践するには評価タスクを 100 ％クリアできる技術が必要です．

② **末梢血管から開始**
　超音波装置の特性から，末梢血管を超音波ガイド下で穿刺することは技術的に難しいのですが，合併症が重篤にならないという利点があります[3]．末梢血管からはじめて PIC カテーテル（peripherally inserted central catheter：末梢挿入型中心静脈カテーテル），CV カテーテルと段階的に自分の技術を上げながら実践することを勧めます．

③ **マイクロニードルを選択**
　細い穿刺針の中を通る細径のガイドワイヤーを用いることで，誤穿刺による合併症を最小限にすることができます．

おわりに

　インターネットで穿刺モデルを手に入れれば，勤務先の超音波装置を借りて自己トレーニングすることができます．公開しているWEB教材を参考にして，高精度で安全な穿刺をマスターしてください．

　ここに紹介した教育プログラムは，日本医療研究開発機構（AMED）の委託事業の支援を受け開発したものです．課題管理番号：18ek0210071h0003，研究代表：浅尾高行，研究課題名：超音波ガイド下穿刺のチーム医療への展開とトレーニングプログラムの開発．

文　献

1）「らくらくマスター2. 超音波ガイド下 中心静脈カテーテル挿入トレーニング」（桑野博行 / 監，浅尾高行 / 著），中外医学社，2011
　↑超音波ガイド下穿刺の教科書．
2）「らくらくマスター外科基本手技」（桑野博行 / 監，浅尾高行 / 著），中外医学社，2010
　↑複雑な手技である手術手技を楽に習得する方法を解説した手術指南書．
3）「必ずうまくいく! PICC」（金井理一郎 / 編，徳嶺譲芳 / 監），羊土社，2017
　↑PICCに特化した参考書．

参考文献・もっと学びたい人のために

1）「超音波ガイド下中心静脈穿刺インストラクターズ・ガイド Ver.4（2018年改訂）」（日本医学シミュレーション学会
　CVC委員会 / 編），2018
　http://jams.kenkyuukai.jp/special/?id=7184
　　↑指導者向けのガイドライン．
2）超音波ガイド下穿刺の基本
　http://220.157.187.212/display/00017000/0000
　　↑手技のトレーニングに活用できるe-learning教材．利用者IDにはメールアドレスを入力してください．
3）内径静脈穿刺
　http://220.157.187.212/display/00016000/7001
　　↑手技のトレーニングに活用できるe-learning教材．利用者IDにはメールアドレスを入力してください．

Profile

浅尾高行（Takayuki Asao）
群馬大学数理データ科学教育研究センター 教授 センター長
附属病院先端医療開発センター センター長 兼務
長年，外科医として医療にかかわってきましたが，最近では，ICTを用いたe-learningやデータサイエンス，プログラミング教育，医療AIに携っています．本稿で紹介したWEB教材を活用ください．

中心静脈穿刺困難症例での安全なカテーテル挿入のコツとピットフォール

松村洋輔

① 穿刺困難の原因を術者側要因（技量・穿刺環境）と患者側要因（解剖・穿刺部位）に分けて考えよ
② 術者側要因の技量はシミュレーショントレーニングと実地経験による向上をめざし，穿刺環境は透視，ポータブルX線，超音波，事前の造影CT情報を活用せよ
③ 穿刺部位ごとのピットフォールを理解し，穿刺困難となる解剖要因を克服せよ

はじめに

　超音波ガイド下穿刺であっても静脈穿刺が困難となる局面に遭遇することがあります．穿刺は初回で成功しないと回数を追うごとに条件が悪化していき，合併症発生率は上昇し，患者の物理的苦痛と術者の精神的苦痛がともに増大します．

　超音波で血管は描出できていますか？ 穿刺針は意図通り先進できていますか？ ガイドワイヤーは目的血管内を走行していますか？ ダイレーターによる拡張に抵抗はないですか？ 穿刺箇所は厚い皮下組織や短い首ではないですか？ 初回の穿刺が不成功のときに，原因検索し迅速にピットフォールから抜け出さないと，失敗を重ねることになります．本稿では，穿刺失敗の悪いサイクルを回避するために穿刺困難の原因と対処法を紹介します．

穿刺困難となる要因

　穿刺困難・穿刺失敗には，必ず原因が存在します．想定される原因を理解し，事前に予防可能なリスクを最小化したうえで，手技中であれば可能性が高い順に対処を行っていきます．時には手技中止の判断も重要です．穿刺困難となる要因を術者側と患者側に分け，その対策を考えていきます．

1）術者側要因

❶ 未熟な穿刺技術→シミュレーショントレーニングによる理論と実践

　　超音波ガイド下穿刺は一朝一夕に穿刺技術が習熟するわけではありません．単にプローブを当ててなんとなく血管を描出して針を動かすだけでは，意図した部位に穿刺針を導くことは不可能です．短軸法での穿刺の際，走査線上に現れた針をさらにそのまま先進させた場合，スキャン断面が描出しているのはもはや針先ではありません．「プローブを傾け（もしくは先進させ）て，針先の輝点を画面から消す」ことを理解しないと，本来の意味で"ガイド"できるようにならないのです．

　　技量習熟にはシミュレーショントレーニングが有用です．日本医学シミュレーション学会（http://jams.kenkyuukai.jp）では中心静脈（central venous：CV）カテーテル穿刺手技の理論に基づいた実践と，その教育方法を示していて，これにより「なんとなくエコーガイド」（盲目的エコーガイドとも称されます）から脱却する方法を学ぶことができます．

> **ここがピットフォール**
> エコーでみえるのは二次元だが，脳は勝手に三次元と思い込む！

> **ここがポイント**
> シミュレーショントレーニングで針先とプローブの関係を習得せよ！

❷ 不利な穿刺環境→透視やポータブルX線の活用

　　CV穿刺の第1選択となりやすい右内頸静脈穿刺のほとんどで，超音波ガイド下穿刺による安全な穿刺ができます．そのため，留置後の位置確認はX線撮影をするだけで十分でしょう．しかし，ガイドワイヤーがスムーズに先進しなかったり先端位置が不安だったりする場合には，ガイドワイヤー走行をリアルタイムで全行程にわたって可視化できる透視環境であれば意図しない部位への迷入を修正できます．透視室や血管造影室に移動できる患者状態ではなく，すでに穿刺手技を開始しており，血管は確保できているがガイドワイヤーがスムーズに先進しない，という場合にはポータブルX線を活用します．最近のデジタル撮影では，カセッテを敷いたまま連続撮影が可能なことが多く，擬似的に透視環境に近い条件でガイドワイヤー，カテーテル，カニューレ位置を確認することもできます．

　　透視室や血管造影室は，一般に病棟の病室よりも広いワークスペースがあり，モニタリングも可能なため安全といえます．超音波では頸部，または心窩部で挿入したガイドワイヤーが血管内にあることを確認できても，ワイヤーがたわんでいることまで確認することはできません（図1）．心腔内にカニューレ先端が留置されると心損傷リスクとなりえるため，血管走行に不安があったりECMO導入などの際には，透視環境が安全です．また左内頸静脈からカテーテルを留置する場合，ガイドワイヤーがスムーズに右房から下大静脈方向に進まないこともあります．ガイドワイヤー先進が不十分な場合，無名静脈の蛇行部分でダイレーターが血管を損傷する恐れも生じます．透視やX線でワイヤーが下大静脈まで

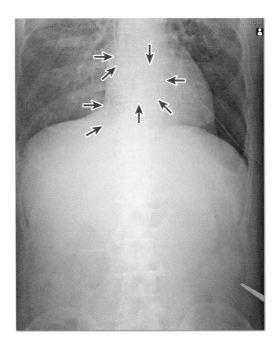

図1 右房内でたわんだガイドワイヤー

十分先進していることを確認してからダイレーションすると安全でしょう.

 ここがピットフォール

超音波ではガイドワイヤーの全長を確認できない!

 ここがポイント

透視やポータブルX線を活用せよ!

2) 患者側要因

　術者技量が十分かつ理想的な穿刺環境を構築していても,患者要因によって穿刺困難となることもあります.このような場合,解決可能なこともある反面,穿刺からの撤退の決断を余儀なくされることもあります.

❶ 肥満・るい痩

　肥満は典型的かつ最大頻度の穿刺困難な患者要因でしょう.標的血管までの皮下組織が厚く穿刺距離が長いため超音波の描出が悪く,正確な超音波画像描出と穿刺技術を必要とします.大腿穿刺の場合,下腹部の皮膚が垂れて穿刺部位を隠してしまうこともあるので,事前にテープで引き上げて固定するなどの工夫を要します.皮下組織が厚い場合,ガイドワイヤー走行を意識してダイレーションしないとダイレーターがガイドワイヤーに追従せ

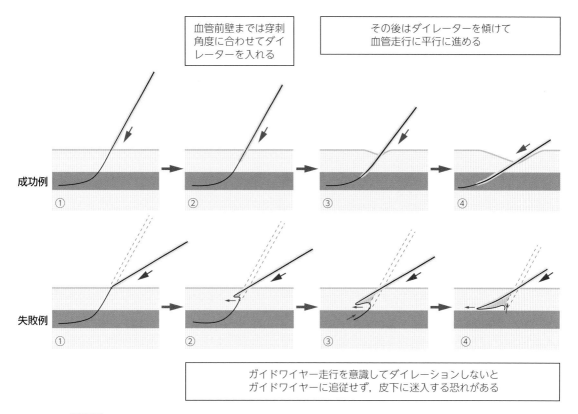

血管前壁までは穿刺
角度に合わせてダイ
レーターを入れる

その後はダイレーターを傾けて
血管走行に平行に進める

成功例　①　②　③　④

失敗例　①　②　③　④

ガイドワイヤー走行を意識してダイレーションしないと
ガイドワイヤーに追従せず，皮下に迷入する恐れがある

図2　皮下組織内のガイドワイヤーとダイレーター
日本医学シミュレーション学会「超音波ガイド下中心静脈穿刺ハンズオン・セミナー」のスライド
（著作：徳嶺譲芳先生）より作成．

ず，皮下に迷入する恐れがあります．血管前壁までは穿刺角度に合わせて，その後はダイ
レーターを緩徐に傾けて血管走行に平行にして進める必要があります（図2）．

　一方，極度のるい痩で腋窩静脈穿刺を選択する場合，プローブが鎖骨と干渉して皮膚と
密着せず，超音波の描出が悪いことがあります．その場合，皮膚やプローブカバー内のゼ
リーを多めにして接触面の隙間を埋めると描出しやすくなります．

❷ 穿刺部位血栓・血管解剖異常

　内頚静脈にCVカテーテルや透析用カテーテルなどが留置されていたことがある場合，同
部位に血栓形成していることがあります．カテーテル挿入歴がある患者で刺入部分の血管
内血栓を超音波で確認できる場合は，同部位の穿刺を避けます．しかし，超音波で穿刺部
位の血管内腔が正常であると確認できても，その先に血栓閉塞や血管解剖異常があり，ガ
イドワイヤーが先進しないことがあります．深部静脈血栓で腸骨静脈や下大静脈に血栓が
ある場合の大腿静脈穿刺も同様です．

　造影CTを撮影できる場合，血栓形成や血管解剖の確認に有用です（図3）．事前情報が
ないときは，血栓や血管解剖異常により留置できない可能性を念頭におき，無理なワイヤー

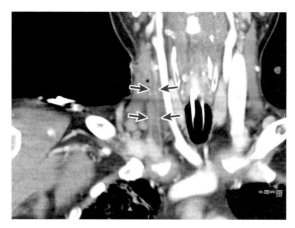

図3 血栓閉塞した内頸静脈（➡）

先進や多数回穿刺をする前に撤退します．なお透視下であれば安全にガイドワイヤー走行を確認できます．血管内腔を穿刺できているのにガイドワイヤーが進まない場合には，ガイドワイヤーを通して再度テフロン外套を血管内に留置し，ワイヤーを一度抜去してから改めて挿入を試みるとよいでしょう．しかし，血管外迷入や分岐へ挿入しているかもしれない場合は，ワイヤー走行をポータブルX線で確認します．

　単に動静脈の識別であれば，外套に点滴用延長チューブを接続し，チューブ内腔を生理食塩水で満たして静脈圧を目視することで，血液の色調や逆流血の勢い，血液ガス分析よりも迅速かつ確実に静脈内留置を確認できます．チアノーゼ性心疾患の患者さんの場合は，色調での識別が困難な場合があります．そのような場合には，外套から造影剤を注入して血管走行や血栓を確認（ポータブルX線でもタイミングをあわせて撮影すると描出しうる）することも考慮されます．

 ここがピットフォール
> 超音波では穿刺部位の情報しかわからない！

 ここがポイント
> 穿刺ができてもワイヤーが送れない場合は，血栓や血管解剖異常を考えよ．

❸ 皮下気腫

　胸部外傷や人工呼吸管理中の患者に発生した気胸・皮下気腫は，超音波ガイド下穿刺の大きな妨げです（図4）．圧迫して描出を試みても，静脈が圧排して内腔描出を悪くします．事前に静脈留置針を数本留置して皮下気腫を脱気しておくと多少の改善が期待できるかもしれませんが，皮下気腫部位からの穿刺は避けるべきと思います．

A）穿刺前

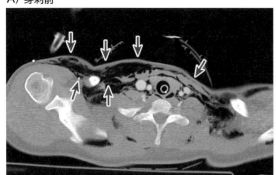

B）穿刺後（ECMO カニューレ留置後）

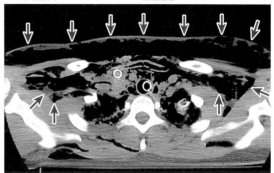

図4　胸部外傷による皮下気腫

経時的に皮下気腫が増大すると穿刺条件が悪くなる．

❹ 同一部位に複数の血管内デバイスを留置する場合

　　ショックや心停止をきたすような救急・外傷患者では，迅速な動静脈アクセス留置が必要とされます．また集中治療を要する患者では，CVカテーテルだけでなく，透析用カテーテル，ECMOカニューレ，肺動脈カテーテル，一時的ペースメーカー，大動脈内バルーンパンピング，血管内体温管理システム，大動脈内バルーン閉塞カテーテルなど，多くのデバイスが血管内に挿入されます．前者では同時に大腿動静脈アクセスを確保したり，後者ではすでに何らかのデバイスが留置されているところに新たに追加穿刺を行うことが少なくありません．

　　筆者は大腿動静脈同時確保の場合には，① 大腿静脈を穿刺，② ガイドワイヤー留置，③ シースは留置せず大腿動脈を穿刺，④ 大腿動脈にガイドワイヤー・シース留置，⑤ 大腿静脈にシース留置という手順を踏んでいます．2つめの血管確保時に，静脈内にガイドワイヤーだけ残した状態で超音波を操作するとシースと干渉せずに手技を行えます．

　　VA-ECMO導入時には，下肢虚血予防のための下肢送血としてシースを留置します．送血管とエコーが干渉するため穿刺難易度は高く，血管造影室でガイドワイヤー走行および浅大腿動脈の造影を行うとよいでしょう．心停止ではなくVA-ECMOを開始する場合には，先に下肢送血のシースを留置してから送血管の穿刺に移ると手技がやりやすくなります．

 ここがピットフォール

　　同一部位複数穿刺は穿刺困難となりやすい．

ここがポイント

　　手順の工夫で穿刺を迅速・簡便にせよ！

おわりに

　　穿刺困難な状況には誰も陥りたくないですが，誰しもが経験する局面です．一般論や綺麗事だけではすまない局面も多く遭遇します．本稿ではいくつかの原因とその対処法を紹介しましたが，これはほんの一例に過ぎません．臨床で遭遇した穿刺困難事例と解決策を同僚や後輩たちと報告しあい，特に新規性が高い事例はcase reportとして学術的に公開して共有していくことが知見の蓄積となり，血管穿刺関連の重症患者管理の医療安全につながっていくと考えられます．

参考文献・もっと学びたい人のために

1）日本医学シミュレーション学会：超音波ガイド下中心静脈穿刺 インストラクターズ・ガイド Ver.5. 2019
　　http://jams.kenkyuukai.jp/special/index.asp?id=7184
　　↑「なんとなくエコーガイド」から脱却できる最短の方法．

Profile

松村洋輔（Yosuke Matsumura）
所属：千葉県救急医療センター 集中治療科・千葉大学大学院医学研究院 救急集中治療医学
専門：救急集中治療（ECMOや血液浄化），救急放射線（REBOAや外傷IVR）
救急集中治療に血管内デバイスを安全かつ効果的に活用していくため，放射線・IVRや超音波ガイド血管穿刺を融合していく取り組みをしています．日本医学シミュレーション学会やDIRECT研究会でのセミナーをぜひ活用してください！

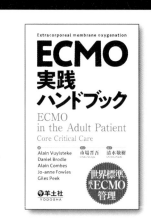

安全な中心静脈カテーテル留置管理と合併症を防ぐコツ

太田淳一，二階哲朗

① カテーテル関連血流感染を予防する方法を理解する
② カテーテル挿入後は必ず先端位置をX線で確認する
③ 以前にカテーテル挿入していた場所を穿刺する場合は血栓に注意する

はじめに

　中心静脈（central venous：CV）カテーテルは重症患者を管理するうえでしばしば必要となりますが，大きな合併症が発生する可能性があり，管理に注意を要します．

　CVカテーテルを管理するうえで気をつけるべき合併症（catheter related complication）には，カテーテル関連血流感染（catheter related blood stream infection：CRBSI），血管損傷，カテーテル閉塞，静脈血栓症などがあります．

　合併症を理解して，予防することで安全に管理できるようになりましょう．

症 例

　80歳代男性．既往にCOPDがあった．数日前から発熱，咳があり，呼吸状態が徐々に増悪．救急搬送となり入院，集中治療室に入室となった．WBC 23,000/μL，CRP 25 mg/dL，プロカルシトニン90 ng/mL，PaO_2 60 Torr（酸素リザーバーマスク10 L下）であったため，挿管人工呼吸管理となった．血管収縮薬投与の必要性からCVカテーテルを挿入した．ICU入室10日目，肺炎は抗菌薬加療で改善していたが，再度発熱，炎症反応の再上昇を認めた．

COPD（chronic obstructive pulmonary disease：慢性閉塞性肺疾患）

1 カテーテル関連血流感染[1~3]

1) 4つの汚染経路

CVカテーテルをはじめ，血管内留置カテーテルの使用を背景として発生する血流感染をカテーテル関連血流感染（CRBSI）といいます．発熱，悪寒，戦慄など感染症としての症状がみられ，重症例では敗血症となり臓器障害を合併します．

CVカテーテルの汚染経路には次の4つがあります．

① 挿入部位に存在する皮膚細菌の皮下のカテーテル経路への移動と，カテーテル先端部の菌の定着
② 手指や汚染液体，デバイスとの接触によるカテーテルまたはカテーテルハブの直接的汚染
③ ほかの感染病巣からカテーテルへの血行性播種
④ 輸液の汚染

この4つの経路のうちどれがCRBSI発生の原因となるかは，カテーテル留置期間や留置目的にも左右されます．重症患者に挿入されるカテーテルのように挿入期間が短期間の場合に発生するCRBSIは，カテーテル挿入部由来の感染により引き起こされることが最も多いです．近年は血管内留置カテーテルを可能な限り短期間で抜去することが推奨されているため，CRBSIの予防の要となるのが**「カテーテル挿入部由来の感染を予防すること」**になります．

最新の「安全な中心静脈カテーテル挿入・管理のためのプラクティカルガイド2017」で推奨されている感染予防に関する項目を表に示し，以降で補足説明します[2]．

表　カテーテル関連血流感染予防に関する推奨事項

項目	内容
予防的抗菌薬	必要ない
高度無菌遮断予防	手洗い，マスク，清潔グローブ，キャップ，清潔ガウンを着用し，患者の全身を覆う清潔ドレープを使ってCV穿刺を実施
皮膚消毒薬	1％クロルヘキシジンアルコールまたは10％ポビドンヨードを使用
抗菌薬含浸CVカテーテル	耐性菌発現の潜在的リスクがあるため，感染リスクや費用を考慮して使用
閉鎖式輸液回路	カテーテル関連血流感染による敗血症の死亡率が低下
穿刺部位の選択	穿刺部位は臨床的必要性に基づいて決定
穿刺部位の被覆	生物学的密封されたドレッシング材を使用
カテーテル留置期間	カテーテル留置期間が長いほど感染のリスクは高まる
CVカテーテルからの薬剤投与および血液吸引	ニードルレスコネクターを使用すると，接続口の感染を減らせる

文献2をもとに作成．
高度無菌遮断予防（maximal sterile barrier precautions：MBP）

2）カテーテル関連血流感染予防に関する補足事項

❶ 予防的抗菌薬

予防的抗菌薬に関しては，免疫力が低下した患者やハイリスク新生児への投与は症例に応じて実施を考慮してください．

❷ 高度無菌遮断予防

高度無菌遮断予防（maximal sterile barrier precautions：MBP）の効果は，ランダム化比較試験では明らかになっていませんが，観察研究ではCRBSIを減少させています[4]．

❸ 皮膚消毒薬

消毒薬に関して，クロルヘキシジンには接触性皮膚炎，過敏反応，アナフィラキシーの副作用報告があります．在胎週数44週未満の新生児に対するクロルヘキシジンの皮膚消毒の効果は明らかではないので，各施設の臨床判断で行ってください．

❹ 抗菌薬含浸CVカテーテル

抗菌薬含浸CVカテーテルに関しては，アナフィラキシーショックの報告[5]もあるため，抗菌薬にアレルギーを有する患者には使用しません．

❺ 穿刺部位

汚染された部位や汚染される可能性がある部位（鼠径部，気管切開周囲，手術開放創）の穿刺は避けます．内頚静脈と鎖骨下静脈におけるカテーテルの細菌定着率やCRBSIの頻度の違いは明らかになっていません．大腿静脈は鎖骨下静脈に比べて，カテーテルの細菌定着率は有意に高いですが，カテーテル関連敗血症の頻度は有意差を認めていません[6]．

❻ 穿刺部位の被覆材

クロルヘキシジン含有被覆材はカテーテル感染を予防します．また被覆材の交換頻度を3日ごとから7日ごとに減らすことができます[7]．

❼ カテーテル留置期間

カテーテル留置期間が長いほど感染のリスクは高まりますが，留置期間の目安はありません．使用継続の必要性を毎日評価し，不要になったらカテーテルを抜去します．留置したまま，使用しないとCRBSIの原因となり，定期的にCVカテーテルを入れ替えてもCRBSIの頻度は低下しません．またガイドワイヤーを用いてCVカテーテルを交換する場合や新しく穿刺しなおして交換する場合も，感染率に差はありません．ガイドワイヤーを使ったカテーテル入れ替えを3日ごとの交換と7日ごとの交換で比較した場合でも，カテーテル先端のコロニー形成に有意差は認められませんでした[8]．

カテーテル穿刺部位は毎日，感染徴候がないか確認し，感染徴候がある場合はカテーテルを抜去して留置部位を変更します．CRBSIが疑われた場合は，ガイドワイヤーを使ってカテーテルを交換するより，穿刺部位を変更してください．

❽ CV カテーテルからの薬剤投与および血液吸引

　　CVカテーテルからの薬剤投与および血液吸引をする際に三方活栓を使用するときは，使用前に三方活栓の接続口を適切な消毒薬でしっかりと拭き，使用後は三方活栓にキャップをしてください．ニードルスコネクター（図1）を使用すると，接続口の感染を減らせます．

　　また，閉鎖式三方活栓を使用する際には，消毒薬に浸した綿で接続口を15秒以上しっかりと拭いてください．

症例のつづき

　CRBSIと判断され，カテーテル抜去を予定したが，CVカテーテルは必要であったため，左内頸静脈から再挿入した．胸部X線でカテーテル先端が血管壁に接している可能性が示唆されたが，そのまま使用した．2日後より右胸水が出現，胸部X線で先端が右胸腔内に達していることが確認された．

---

2 血管穿孔

　　カテーテル誘発性の上大静脈，右房の穿孔は稀ですが，CVカテーテルの致死的合併症になります．こうした血管穿孔は，カテーテルの位置に異常がないかを十分に確認し，迅速に対応することで回避可能です．

● 最適なカテーテル先端位置

　　カテーテルが静脈内に正しく留置され，先端が望ましい位置にあるかの最終確認は，胸部X線写真で判断します（図2）．気管分岐部は通常，上大静脈の心膜翻転部より頭側に存

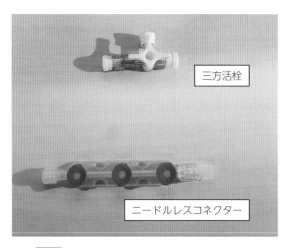

図1 三方活栓とニードルスコネクター

在するため，カテーテル先端は常に頭側にあることが望ましいです（血管壁びらんにより
穿孔が起こると，心膜翻転部より頭側では縦隔血腫や胸腔内輸液，尾側では心タンポナー
デが生じます）．

　左内頸静脈から挿入したカテーテルは，血管壁と並行でないといけません．右内頸静脈
から挿入したカテーテル先端がZone Aにあるときは，Zone Bまで引き抜きます．この場
合，左内頸静脈から挿入したカテーテル先端の至適位置もZone Bです（図3）．

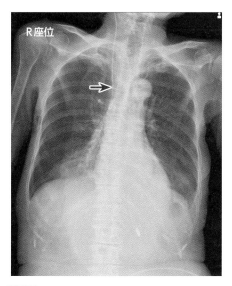

図2 中心静脈カテーテル先端位置の確認

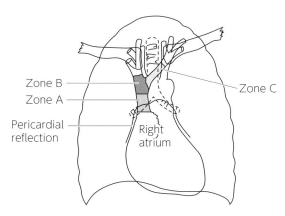

図3 カテーテルの最適位置
　　　文献9より引用．
　　　Zone A：上大静脈下部～右心房上部
　　　Zone B：左右無名静脈の結合部位と上大静脈上部
　　　Zone C：上大静脈より末梢の左無名静脈
　　　Pericardial reflection：心膜翻転部
　　　Right atrium：右房

3 カテーテル閉塞

　CVカテーテルの閉塞は，カテーテルの屈曲，カテーテルへの血液の逆流による血栓，注入液中の非溶解性沈殿物，カテーテル内の残留脂質（プロポフォールや完全静脈栄養法に起因）によって起こることがあります．

　血栓はカテーテル閉塞の最も一般的な原因で，CVカテーテルの25％に起こると報告されています[10]．カテーテルの屈曲による物理的な閉塞や血栓による閉塞は注意して観察することで予防できます．非溶解性沈殿物による閉塞は，非水溶性薬物（例：ジアゼパム，ジゴキシン，フェニトイン）や，酸もしくはアルカリ溶液中に沈殿したアニオン−カチオン複合体（例：リン酸カルシウム）が原因となります．薬物の沈殿による閉塞は，投与薬剤の配合変化を調べて，同一ルートからの投与を避けることが予防の第一です．

4 静脈血栓症

　血管内のカテーテル周辺に血栓が形成されていることはよくありますが，多くの血栓症は無症候性です（図4）．CVカテーテルを留置している患者を対象に超音波検査か静脈造影検査をルーチンで実施したとき，患者の40％にカテーテルを起因とする血栓症が見つかっています．しかし，ほとんどのケースでは無症候性で，血栓症の症候が認められるのは，挿入部位が大腿静脈の場合（3.4％）とPIC（peripherally inserted central：末梢挿入中心静脈）カテーテルの場合（3％）です[11]．カテーテルが血管壁と密着すると血栓ができやすく，血管外漏出の原因となったり，重症の肺塞栓に進展したりすることが報告されています．

　女性，上腕静脈（左側），大腿静脈，太いカテーテル，癌患者，炎症の強い患者では，静脈血栓症の発症頻度が高いです．

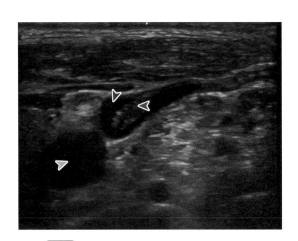

図4　カテーテル由来の血栓
▷：総頸動脈，▶：血栓，▶：内頸静脈.

浮腫・疼痛・熱感，点滴の滴下不良には注意して血栓を疑ってください．D-dimerの上昇があった場合は，カテーテル周囲の血栓を超音波検査で確認する必要があります．

カテーテル抜去に伴い，血栓が遊離することは稀ですが，カテーテル抜去後も血栓がしばらく残存していることがあります．過去にCVカテーテルが挿入されていた部位を再穿刺するときは注意が必要です．必ず穿刺前に超音波検査で血栓がないか確認してください．

血栓症の予防としての抗凝固薬は短期使用ではヘパリンを，長期使用ではワルファリンの投与を考慮します．ただ推奨しない報告もあります[12]．

■ おわりに

CVカテーテルは穿刺の際の合併症に注意が必要ですが，その後の管理についても合併症を予防するために注意すべきことがあります．本稿では，代表的な合併症について提示しました．今後の安全な管理の参考にしてもらえればと思います．

■ 文 献

1）CDC：Guidelines for the Prevention of Intravascular Catheter-Related Infections, 2011. 2011
　　https://www.cdc.gov/hai/pdfs/bsi-guidelines-2011.pdf

2）「安全な中心静脈カテーテル挿入・管理のためのプラクティカルガイド 2017」（日本麻酔科学会安全委員会 安全な中心静脈カテール挿入・管理のため手引き改訂 WG/ 編），2017
　　https://anesth.or.jp/files/pdf/JSA_CV_practical_guide_2017.pdf

3）荒川創一，他：JAID/JSC 感染症治療ガイドライン 2017 ―敗血症およびカテーテル関連血流感染症―．日本化学療法学会雑誌, 66：82-117, 2018

4）Berenholtz SM, et al：Eliminating catheter-related bloodstream infections in the intensive care unit. Crit Care Med, 32：2014-2020, 2004（PMID：15483409）

5）Oda T, et al：Anaphylactic shock induced by an antiseptic-coated central venous [correction of nervous] catheter. Anesthesiology, 87：1242-1244, 1997（PMID：9366479）

6）Merrer J, et al：Complications of femoral and subclavian venous catheterization in critically ill patients：a randomized controlled trial. JAMA, 288：700-707, 2001（PMID：11495620）

7）Timsit JF, et al：Chlorhexidine-impregnated sponges and less frequent dressing changes for prevention of catheter-related infections in critically ill adults：a randomized controlled trial. JAMA, 301：1231-1241, 2009（PMID：19318651）

8）Kowalewska-Grochowska K, et al：Guidewire catheter change in central venous catheter biofilm formation in a burn population. Chest, 100：1090-1095, 1991（PMID：1914563）

9）Stonelake PA & Bodenham AR：The carina as a radiological landmark for central venous catheter tip position. Br J Anaesth, 96：335-340, 2006（PMID：16415318）

10）Jacobs BR：Central venous catheter occlusion and thrombosis. Crit Care Clin, 19：489-514, 2003（PMID：12848317）

11）Timsit JF, et al：Central vein catheter-related thrombosis in intensive care patients：incidence, risks factors, and relationship with catheter-related sepsis. Chest, 114：207-213, 1998（PMID：9674471）

12）Chan A, et al：Systemic anticoagulant prophylaxis for central catheter-associated venous thrombosis in cancer patients. Ann Pharmacother, 41：635-641, 2007（PMID：17355999）

Profile

太田淳一 （Junichi Ota）

島根大学医学部附属病院 集中治療部
日本麻酔科学会専門医
日本医学シミュレーション学会 CVC インストラクター
中心静脈カテーテルを挿入・管理する方法のほか，集中治療の場で必要となる手技に関して，レジデントの皆さんに上手く伝える方法を模索しています．

二階哲朗 （Tetsuro Nikai）

島根大学医学部附属病院 集中治療部
日本麻酔科学会専門医
日本集中治療医学会専門医
日本医学シミュレーション学会 CVC インストラクター
中心静脈カテーテルの管理は重症患者のケアには不可欠です．合併症をつくらないためにも，医療スタッフ全体で取り組みを行いましょう．

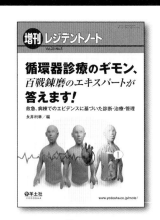

中心静脈カテーテル抜去時の合併症と対応

柴田純平

①中心静脈カテーテル抜去は必ず仰臥位もしくはTrendelenburg位で行う

②中心静脈カテーテル抜去は"患者さん，息を吸って止めて"息止め確認後に！

③抜去後はすぐに創部を密閉できる被覆材を貼付して，その上から最低でも1分程度圧迫止血する

④抜去部からの出血を認めない場合にも重篤な合併症は生じる！

⑤抜去時，簡単に抜けない場合は無理せず，循環器科医か放射線科医に相談する

はじめに

中心静脈（central venous：CV）カテーテル穿刺・挿入に関しては，各施設で超音波ガイド下穿刺を用いたプロトコールやマニュアルが作成されています．しかし，カテーテル抜去時のプロトコールやマニュアルを準備している施設は少ないのではないでしょうか．実は抜去時にも生命に影響を与えるような合併症が潜んでいるので，CVカテーテル抜去は十分に気を配って行うべきです．本稿ではCVカテーテル抜去時の合併症とその対応を述べていきます．

1 空気塞栓症

1）空気塞栓症のメカニズム

空気塞栓症は挿入時に注意すべき合併症の1つですが，抜去時にも注意が必要です．胸腔内は陰圧であり，吸気時に陰圧が大きくなったタイミングでCVが大気に交通すると空気を引き込み塞栓が生じます．14Gのカテーテルにわずか5 mmHgの圧差が生じただけで

も100 mL/秒の空気が血管内に入る[1]とされているので，一瞬にして大量の空気が入り込み，致死量である200～300 mL（3～5 mL/kg）に達する可能性があります[2].

　CVカテーテル抜去時の空気塞栓症については，日本医療機能評価機構が出している「医療安全情報」でも注意喚起がされています（図1）．その後の分析結果が「医療事故情報収集等事業第58回報告書」にまとめられていますが，2016年以降も数件ずつの報告があります（表）.

2) CVカテーテル抜去時の空気塞栓症リスク

　発症リスクは挿入時と同様で，過大な呼吸，頻呼吸，頻回の咳嗽，脱水傾向などがあげられますが，最も重要なのはカテーテル抜去時の体位です．坐位は胸腔内圧がより下がるので，空気塞栓が起きやすくなります．「医療事故情報収集等事業第58回報告書」では，坐

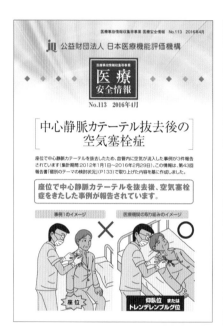
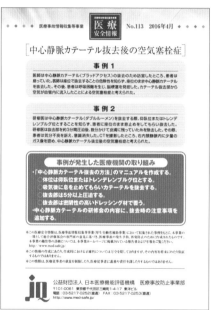

図1 中心静脈カテーテル抜去後の空気塞栓症
文献3より引用.

表 「中心静脈カテーテル抜去後の空気塞栓症」の報告件数

	1～3月(件)	4～6月(件)	7～9月(件)	10～12月(件)	合計(件)
2016年	0	0	0	1	1
2017年	0	0	1	2	3
2018年	1	1	1	0	3
2019年	0	1	—	—	1

文献4より引用.

位など上体を起こした頭高位のときに起きた事例が11例中8例と全体の73％を占めています[4].

　実験モデルでは，坐位時に空気が流入すると静脈系を逆流して，脳に達するとした報告もあり[5]，大量で大きな空気が混入すると脳で空気塞栓を起こす危険性があります．これは実際に国内外でも報告があるので注意が必要です[6, 7].

　また，心腔内に右−左シャントが存在すると，体循環系にも空気が侵入することがあります．特に異常が指摘されていない健常人でも25％程度に卵円孔開存がある[8]とされているため，CVカテーテル抜去時に静脈内に空気が入ると，比較的高確率で左心系に空気が移行する可能性があります．卵円孔開存以外にも肺動静脈瘻や心室中隔欠損，心房中隔欠損なども原因となります．

3）CVカテーテル抜去時に空気塞栓症を起こさないための予防

　第1の予防策は頭を上げた状態で抜去をしないことです．前述のように頭高位での抜去は空気流入の危険性が増すだけでなく，脳梗塞発症のリスクもあります．図1でも示されているように，仰臥位かTrendelenburg位（頭の下がった体位）で抜去することが重要です．

　第2の予防策は最大吸気位で息止めをした状態（Valsalva手技）で抜去することです．患者さんの意識がなく，従命ができない場合は吸気位もしくは呼気のフェーズで抜去することが必要となります．人工呼吸管理中の患者さんでは，自発呼吸のない強制換気時は陽圧換気になっているので最大吸気位で抜去すれば問題ありません．努力呼吸の強い自発呼吸が残っている患者さんでは，人工呼吸管理中であっても陰圧になる可能性があるので注意が必要です．また複数人必要となりますが，ジャクソンリースなどを使って吸気時にポーズをつくって抜去するのも1つの方法です．

　第3の予防策は抜去後すぐに密閉性の高いフィルム状の被覆材で覆い，創部を圧迫止血することです．中心静脈カテーテル留置が1週間程度でも，刺入部から血管まで皮下トンネルが形成されています．圧迫が不十分であったり，圧迫時間が短かったりする場合，血栓形成がされずにそのトンネルを通じて空気の流入が起こります．圧迫時間について決まった時間はありませんが，5分程度は圧迫するのがよいでしょう．被覆材は24時間以上，貼付したままにしておきます．

 ここがピットフォール

　カテーテル抜去時に先端培養を出すこともありますが，そちらに気を使っていると創部密閉が遅れて空気塞栓症が起きる可能性が高くなります．人的余裕があれば，ジャクソンリースによるポーズなども容易にできて，より安全です．

4）空気塞栓症が起きたときの症状と診断

　空気塞栓症が起こった場合，呼吸困難感や頻呼吸，血圧低下，不整脈，チアノーゼ，SpO_2低下などが観察されます．人工呼吸中の患者さんで呼吸回路に二酸化炭素モニターが装着されている場合はこれらの症状に加え，$EtCO_2$値が急激に低下する現象が観察され，これ

が最も鋭敏な所見といわれています．空気塞栓を疑ったら，まず患者体位を左がやや下がったTrendelenburg位にして，すぐに聴診や環境があれば心エコーを行います．聴診ではmill wheel murmur（水車が回るような雑音）が聴取され，心エコーでは右心系に空気が確認できます．

治療としては，軽症であれば酸素投与と輸液，昇圧薬投与などの循環維持をしながら空気が自然吸収されるのを待ちます．重症の場合は，人工呼吸管理を含めた集中治療が必要です．高圧酸素療法は血中に入った気泡を小さくし，酸素分圧を上昇させるため有効な可能性があります[10]が，現状はエビデンスが不足しています．循環虚脱が著明な症例では，ECMO (extracorporeal membrane oxygenation：体外式膜型人工肺) を施行した報告もあります[11]．蘇生まで行った症例では考慮されてもよいかもしれません．

2 カテーテル抜去困難

CVポートなど長期体内留置患者では，カテーテルが抜けなくなることがあります．長期留置の場合，一般的な抜去困難の原因の多くは血管内での固着です．カテーテルによって血管内膜に損傷が生じると血栓が形成され，それが膠原線維やフィブリン，組織に置換されると固着してしまいます[9]．また血管壁の石灰化，刺入部周囲との肉芽形成なども抜去困難の原因になります．これを無理に抜くと血管が損傷して大量出血の原因となったり，カテーテルの破断を生じたりするので避けたほうが無難です．透視下でカテーテルを押し引きしてみたり，ガイドワイヤーを入れて動かしてみたりして，何が原因で抜けないのかを判断することが必要です（図2）．また，この操作で固着が外れて抜去できることもあります．血管内治療や外科的摘出も考慮されますが，危険が伴う場合，そのまま血管内に残すことも選択肢の1つとなります．

3 カテーテル遺残

カテーテル遺残はカテーテル抜去困難症例で無理に抜去を試みた場合や事故（自己）抜去になった場合に起きやすく，そのような場合には先端部の遺残がないか確認が必須です．特に直接カテーテルに糸をかけて固定していた場合，強い力がかかると，その部分で破断されてしまう可能性があるので注意が必要です．カテーテルの遺残が判明した場合は，血管内アプローチで除去できないかを検討します．PIC (peripherally inserted central：末梢挿入中心静脈) カテーテルなど，遺残カテーテルが末梢に残っているときは，経過観察することも多くなっています．しかしCV内，肺動脈内などで放置が難しい場合は，外科的な除去を検討することになります．また途中破断となった場合，破断面が体外にあると大気に開放されるので，前述の空気塞栓が起きる可能性があります．破断が確認された際には，すぐに破断面もしくはそれより患者さん側で鉗子などを用いてカテーテルを遮断しなければなりません．

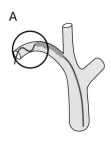

A

カテーテルを押し引きすることで，
血管壁に固着している部位を把握する

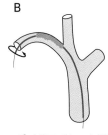

B

ガイドワイヤーを挿入して，
カテーテルを回転させる

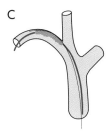

C

カテーテルと血管壁の間隙にガイド
ワイヤーを挿入し固着を剥がす

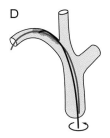

D

カテーテルと血管壁の間隙に先端が弯曲した
カテーテルを挿入し回転させ固着を剥がす

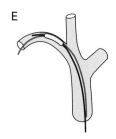

E

カテーテルと血管壁の間隙にバルン
カテーテルを挿入し，バルンの拡張
により固着を剥がす

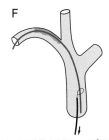

F

カテーテル先端をループスネアで把持し
カテーテルを反対方向に引き抜く

図2 中心静脈カテーテル抜去困難時の原因箇所推測と抜去を試みる方法
文献9より転載．

 ここがポイント

　抜去困難でも遺残でも，すぐに心臓血管外科，循環器内科，放射線科など，その道のプロに相談することがさらなる合併症を防ぐためには重要です．

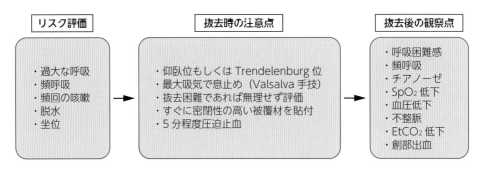

リスク評価	抜去時の注意点	抜去後の観察点
・過大な呼吸 ・頻呼吸 ・頻回の咳嗽 ・脱水 ・坐位	・仰臥位もしくは Trendelenburg 位 ・最大吸気で息止め（Valsalva 手技） ・抜去困難であれば無理せず評価 ・すぐに密閉性の高い被覆材を貼付 ・5 分程度圧迫止血	・呼吸困難感 ・頻呼吸 ・チアノーゼ ・SpO$_2$ 低下 ・血圧低下 ・不整脈 ・EtCO$_2$ 低下 ・創部出血

図3 CV カテーテル抜去時の注意点の流れ

おわりに

　CV カテーテル抜去は挿入時に比較するとリラックスして施行しがちですが，挿入時と同様の緊張感をもって行うことが肝要です．CV カテーテル抜去時に注意するべき点について図3にまとめました．またいくつかの施設でプロトコールも作成されています[12, 13]．これらを参考に各施設で挿入時だけでなく抜去時のルールやチェックシートをつくって合併症を防ぎましょう．

文　献

1）Flanagan JP, et al：Air embolus--a lethal complication of subclavian venipuncture. N Engl J Med, 281：488-489, 1969（PMID：5796967）

2）Mirski MA, et al：Diagnosis and treatment of vascular air embolism. Anesthesiology, 106：164-177, 2007（PMID：17197859）

3）「中心静脈カテーテル抜去後の空気塞栓症」（日本医療機能評価機構 医療事故防止事業部／編），2016　http://www.med-safe.jp/pdf/med-safe_113.pdf

4）「医療事故情報収集等事業 第58回報告書（2019年4月～6月）」（日本医療機能評価機構 医療事故防止事業部／編），pp67-78, 2019

5）Schlimp CJ, et al：The potential of venous air embolism ascending retrograde to the brain. J Forensic Sci, 50：906-909, 2005（PMID：16078495）

6）Laurent PE, et al：Retrograde cerebral venous air embolism: a rare cause of intracranial gas. Diagn Interv Imaging, 95：1113-1115, 2014（PMID：24589189）

7）水谷敦史，他：多量の静脈逆行性空気が原因であると病理学的に診断し得た脳空気塞栓症の1例. 脳卒中, 39：124-128, 2017

8）Di Tullio MR, et al：Patent foramen ovale and the risk of ischemic stroke in a multiethnic population. J Am Coll Cardiol, 49：797-802, 2007（PMID：17306710）

9）「中心静脈ポート留置術と管理に関するガイドライン」（日本IVR学会／編），2020　http://www.jsir.or.jp/docs/cvp/cvp2003.pdf

10）van Hulst RA, et al：Gas embolism: pathophysiology and treatment. Clin Physiol Funct Imaging, 23：237-246, 2003（PMID：12950319）

11）萩原祥弘，他：上部消化管内視鏡処置中に空気塞栓を発症しVA ECMO 導入となった1例. 日救急医会誌, 27：229-234, 2016

12）Procedure: Removal of central venous catheters（Jugular, subclavian, femoral）
https://www.lhsc.on.ca/critical-care-trauma-centre/procedure-removal-of-central-venous-catheters-jugu-lar-subclavian

13）Standardized procedure for central line removal（Adult, Peds）
https://www.lhsc.on.ca/critical-care-trauma-centre/procedure-removal-of-central-venous-catheters-jugu-lar-subclavian

Profile

柴田純平（Junpei Shibata）

藤田医科大学医学部 麻酔・侵襲制御医学講座
1996年信州大学医学部卒業．日本麻酔科学会指導医，日本集中治療医学会専門医，日本ペインクリニック学会専門医，日本呼吸療法医学会専門医
なんでも人並み以上にできるようになりたいと思って麻酔・集中治療・ペインクリニックなど関連領域に関して一生懸命勉強してきました．すべてがつながっているんだと，今さらながら実感する毎日です．さらに進化してスーパーになりたいんですが…．若い先生になんでも知ってると思われるように日々格闘中です．

PICC留置のコツとピットフォール

松橋詩織，山本雅人

① 上腕静脈の解剖と各静脈の特徴を理解したうえで穿刺部位を決定する
② 挿入前の体位調整と血管のアセスメントは時間をかけて行う
③ カテーテルを挿入する標的静脈の第一選択は，尺側皮静脈！

はじめに

　　PICC（peripherally inserted central catheter：末梢挿入型中心静脈カテーテル）は，末梢静脈から挿入し，先端を中心静脈に留置する中心静脈カテーテルの1つです．CICC（centrally inserted central catheter：中枢挿入型中心静脈カテーテル）より穿刺時の致死的合併症が低減されることや，挿入時および留置時の合併症に関連する医療コストが抑えられ患者満足度が高いことから[1, 2]，使用本数は増加してきています．近年の疾病構造の多様化や患者の超高齢化という状況下では，静脈ライン確保が困難な場合にPICCを挿入するケースが増加すると予測されるため，本稿では挿入時のポイントを押さえていきましょう．

1 穿刺する標的静脈の選択

● PICCの標的静脈（図1，2）

　　穿刺部位の標的静脈として，橈側皮静脈・尺側皮静脈・上腕静脈があげられます．これらの周囲を皮神経が走行しており，上腕二頭筋腱膜の深層を上腕動脈が走行しています．

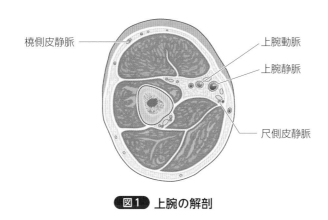

橈側皮静脈

上腕動脈

上腕静脈

尺側皮静脈

図1　上腕の解剖

❶ 尺側皮静脈

　尺側皮静脈は，皮静脈で手背静脈網の尺側からはじまり，前腕を上行しながら前側に向かいます．肘窩で肘正中皮静脈を介して橈側皮静脈と交通します．上腕の中央部で深静脈となり，上腕静脈と合流して，さらに腋窩静脈へ合流します．また，上腕の静脈のなかでは血管径が太いため静脈炎のリスクが低く上大静脈までの走行がなだらかなことから，穿刺部位の**第一選択**となりやすいです．腋窩静脈・鎖骨下静脈・腕頭静脈から上大静脈までの挿入が容易であることが，穿刺においてメリットとなります．

　デメリットとしては，上腕動脈や内側前腕皮神経の分岐部近くを走行しているため位置関係をきちんと把握したうえで，動脈や神経を穿刺しないよう気を付ける必要があります．また，松葉杖を使用する患者には適しません．

❷ 上腕静脈

　上腕静脈は，上腕動脈の伴行静脈であり，対になって動脈の両脇を走っています．尺側皮静脈と橈骨静脈の合流点からはじまり，上腕から血液を集めながら上腕動脈と並走し大円筋の下縁で尺側皮静脈と合流して，さらに腋窩静脈と合流します．上腕動脈の両脇を走行していることや正中神経も近傍に位置していることが多く，穿刺時の動脈誤穿刺や神経損傷のリスクがあるため，エコーで血管の位置確認をしながら十分に注意を払うことが必要となります．

❸ 橈側皮静脈

　橈側皮静脈は，太い皮静脈で手背静脈網の橈側からはじまり，前腕を上行しながら肘窩で肘正中皮静脈を介して尺側皮静脈と交通します．上腕の上部では三角筋胸筋溝を通り，鎖骨外側端の下方で深静脈となり，腋窩静脈に合流します．松葉杖を使用している患者に適した血管で表在静脈であるため，目視での確認が容易というメリットがあります．しかし，デメリットとして腋窩静脈との合流部の角度が鈍角なため，カテーテルを進めることが困難になる場合があります．また，内頸静脈・内胸静脈・上腕静脈に折り返って迷入する可能性もあるので，第三選択の血管となります．各血管の走行を確認しましょう．

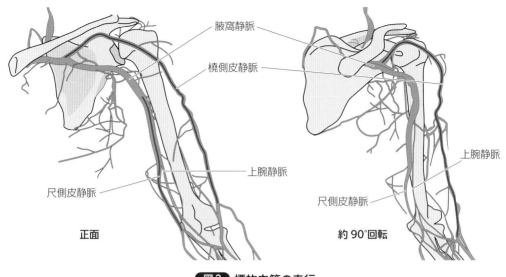

正面　　　　　　　　　　　　　　　約90°回転

腋窩静脈
橈側皮静脈
上腕静脈
尺側皮静脈

上腕静脈
尺側皮静脈

図2 標的血管の走行

表 静脈と血液流量

静脈	流量
中手静脈	10 mL/分
尺側皮静脈・橈側皮静脈（前腕）	10～40 mL/分
橈側皮静脈（上腕）	40～90 mL/分
尺側皮静脈（上腕）	90～150 mL/分
腋窩静脈	150～350 mL/分
鎖骨下静脈	350～800 mL/分
腕頭静脈	800～1,500 mL/分
上大静脈	2,000 mL/分

 ここがピットフォール

橈側皮静脈や肘正中皮静脈は目視下で挿入可能ですが，第一選択としてはいけません．
肘関節近くで末梢静脈確保と同様の手技を用いて挿入するPICCは血栓症や静脈炎のリスクを高めてしまうため避けましょう．

 ここがポイント

標的静脈の第一選択は，血管径が太くて流量の多い上腕の尺側皮静脈としましょう（表）！

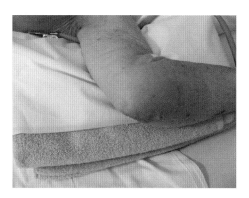

図3 挿入肢位

2 挿入前の血管アセスメント

　PICCを留置する前に穿刺する静脈の走行や血管径を確認することはとても大切です．この血管アセスメントは患者の体位調整からはじまります．体位調整・血管エコーを使用した血管描出は手を抜かずに時間をかけることが，血管穿刺やカテーテル挿入の成功につながります．

1）患者の体位

　患者には仰臥位で上肢を伸展させ外転（可能な限り90°まで），外旋（掌を天井に向ける程度）してもらいます（図3）．こうすることで静脈の走行が直線的となり，外頸・内頸静脈への迷入も回避できます．

2）挿入前の血管アセスメント

　腋窩近くを駆血し，エコーを用いて血管を描出し肘窩から中枢へ向かう血管の走行や血管径が一定か，分岐や合流部を確認します．このとき，エコープローブは，血管に対して垂直に置きます．

　肘から腋窩までを三等分したうちの中央部分を選択すると，血管径が太く上肢を屈曲してもカテーテルの閉塞につながりません．逆に，上腕の腋窩近くでは尺側皮静脈と上腕静脈が合流した腋窩静脈が位置しているため，感染のリスクや正中神経との距離感に注意が必要です．三等分したうち肘に近い場所を選択すると，血管径が細いため静脈炎や血栓症のリスクが高まります．

　カテーテルのサイズは静脈炎や血栓症を予防するためにも血管径の3分の1以下が望ましい[6]とされていますので，カテーテル径にあった血管径を選別することも重要です．

　上腕の静脈は，合流や分岐が変則的です．穿刺前に合流部や分岐部をエコーで確認し，合流後・分岐後に血管径が太くて体表からあまり深くない場所（深さ1 cmほど）を穿刺部位とするといいでしょう（図4）．

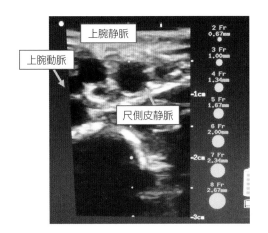

図4 血管エコーを用いた血管描出と選択

> 🔰 **ここがポイント**
>
> 穿刺部位は上腕を三等分したうちの中央を選択しましょう.
>
> 患者の上肢を外転位・外旋位にして，エコープローブは血管に対して垂直に置き血管評価を行います.

3 挿入時のトラブルシューティング

カテーテルはゆっくり挿入します（1秒1cmが目安）. 早く挿入すると意図しない血管へ迷入する可能性があるからです. 諸外国では透視を使用せずに挿入した先端位置異常の発生率が10％だったという報告もあります（図5）[5].

1) カテーテル挿入時の抵抗

カテーテル挿入中に，抵抗を感じる誘因としては血管径が細い，または静脈弁によるものが考えられます. 抵抗を感じた場合はまず，陰圧をかけて逆血があるか確認します. 逆血がある場合は血管径が保たれていますが，逆血を認めない場合は血管径が細いのかシースダイレーター挿入時に血管外にあるのかもしれません. カテーテル先端が血管内にあることが確認できているならば，無理にカテーテルを進めずに少し戻してフラッシュ（陽圧をかける）を行い再度ゆっくり進めてみてください. また，上肢を挙上させ挿入部と鎖骨を直線にするなどといった体位の工夫も効果的です.

2) 内頸静脈への迷入回避

患者に挿入側の腋窩を見るように顎を引いてもらうことで，カテーテルの内頸静脈への迷入を妨げます. 抵抗を感じたら，少し手前に引いてフラッシュをしてから進めます.

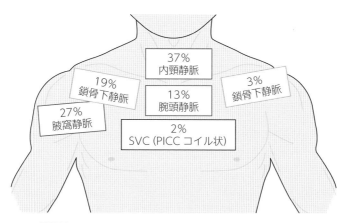

図5 カテーテル先端位置異常の発症部位と発症率
文献6より引用.
SVC（superior vena cava：上大静脈）

> ⚡ **ここがピットフォール**
>
> カテーテルを急いで早く挿入しない！ 焦らずゆっくり挿入する.

> ⚡ **ここがポイント**
>
> 何度も内頸静脈に迷入してしまう場合は，腕頭静脈近くまでカテーテルを挿入して患者に深呼吸を促します．吸気時に合わせて挿入すると，胸腔内圧の陰圧により静脈還流が増加するためカテーテルが血流に沿って上大静脈へ進む可能性があります.

4 留置後合併症

1) カテーテル関連血流感染

　　血管アクセスデバイスの感染経路としては，① 皮膚微生物による汚染，② 輸液接続部やカテーテルの汚染，③ 点滴製剤による汚染，④ 別の病巣からの血行性播種があげられます．また感染を予防する方法には，❶ 手技前の手洗いと手指消毒，❷ 挿入時の高度無菌遮断予防策（maximal sterile barrier precautions）の徹底，❸ 不使用時には，カテーテルの早期抜去の遵守があげられます.

　　挿入後は閉鎖式システムを使用し，シリンジや輸液ラインの接続前には必ず擦式消毒を行うことや交換時に無菌操作を徹底することも予防策としては大切です．発熱や悪寒戦慄，血圧低下などでカテーテル関連血流感染（catheter related blood stream infection：CRBSI）が疑われる場合には，すみやかに血液培養を採取し適切な治療に結び付ける必要があります.

2) カテーテル閉塞

カテーテルから血液を引くことができない，フラッシュ時に抵抗を感じる，輸液の滴下不良時にはカテーテルの閉塞が疑われます．閉塞の原因としては凝血塊，凝固した薬剤，カテーテルの屈曲などが考えられます．予防としては，カテーテルが屈曲しないように固定することや，細く長いカテーテルの内腔をしっかり洗浄するためにパルシングフラッシュ法（断続的に生理食塩液などを注入してカテーテル内に乱流を起こし，内腔の物理的洗浄効果を高めるフラッシュ方法）を施行することなどがあげられます．

3) カテーテル関連血栓症

血栓の形成には，① カテーテル挿入により起こる血管内皮細胞の傷害，② 体動やカテーテルの挿入により，静脈還流が阻害されて起こる血流障害，③ 血液成分が変化するなどの要素が関与します．また，壁在血栓が増大しカテーテル周囲血栓と癒合すると，上大静脈などが閉塞することもあります．血栓が発生しただけで臨床症状を呈することは少ないですが，急な閉塞は閉塞部より末梢の腫脹・疼痛・肺血栓塞栓症を引き起こす可能性があります．またカテーテルの先端がフィブリン鞘で覆われて弁として作用するフィブリンシースを形成した場合は，フラッシュは可能ですが血液の逆流はみられません．

【PICCを安全に使用するためのチーム医療】

諸外国では，看護師やPICCチームによる留置成功率が高いことが複数の研究で報告されており[7]，看護師によるPICCの留置が増加しています．

当院では，米国のVAD Team（vascular access device team）の介入例を参考とし，2015年に適切な輸液デバイスの選定および留置後の管理を行う目的で診療看護師を中心とした多職種からなる国内初のPICCチームを設立しました．

チームの目標として① 医療関連感染の低減，② PICCの適正管理，③ 医療スタッフへの教育を掲げ，週1回チームカンファレンスと挿入患者の回診を行っています．

PICC挿入の決定は主治医が行いますが，挿入目的を米国疾病対策センター（Centers for Disease Control and Prevention）のガイドラインやVADコンソーシアム[8]のデバイス選択のアルゴリズムをもとに作成し，PICCの適応範囲が拡大しすぎないように努めています．また，PICCは中長期間の輸液治療に用いるデバイスとして位置づけられ，従来の中心静脈カテーテルより留置期間が長期化することから，留置後合併症の発生リスクが高くなることが予想されます．そのためPICCチーム設立後，挿入時の感染対策をバンドル化し，挿入手技・留置後消毒方法も統一しました．

カテーテル関連血流感染症の50％はニードルレスコネクタが原因とされており，無菌操作の破綻が不十分な消毒，菌の混入，ニードルレスコネクタでのバイオフィルム形成を引き起こし，カテーテル感染へつながる[9]との報告もあります．このことから，輸液接続時に15秒間の擦式消毒を行う方法を回診後にフィードバックし，定期的な勉強会を実施しました．すると，最大9.6％と高値を示したCLABSI（central line associated bloodstream infection：中心静脈カテーテル関連血流感染症）は2.12％へ低下し，自己抜去や閉塞などの留置後合併症も減少しました．

　諸外国では，PICCチームを設けた病院では適切な感染防止バンドルが日常的に用いられている割合が高い[10] ことや，看護師により血管アクセスプログラムを策定・運用することでPICCに伴うCLABSIの発生率が有意に低下した[11] ことが報告されています．PICCは感染率が低いとされていますが，カテーテルが留置されている以上感染が全く起こらないわけではありません．安全にPICCを使用するためには，挿入時の高度無菌遮断予防策はもちろん留置後の管理がとても重要になると考えます．

　諸外国のようにPICCに特化したチームが継続的に介入することで，医療関連感染の減少や管理方法の統一，留置後合併症の早期発見と対策につながり，より安全にPICCを使用できる環境になるかもしれません．

おわりに

　PICCは標的静脈が細く，留置手技も細かいため難しいと感じるかもしれません．私自身が研修医の先生たちを指導して感じるのは，挿入件数が20件を超えると手技の一連の流れが身体に身につくということです．エコーの見方やなぜ穿刺を失敗したのかなどの振り返りをくり返すことが穿刺・挿入の成功につながっています．そして50件を超えると，カテーテルの迷入などのトラブルシューティングに対応できるようになってきます．挿入件数を重ねながら，PICC挿入のコツを習得していってください．

文　献

1）森兼啓太, 他：末梢挿入型中心静脈カテーテルと従来の中心静脈カテーテルの多面比較. 環境感染誌, 24：325-331, 2009

2）目黒英二, 他：中心ライン関連血流感染症に伴う医療費を含めた現状. 環境感染誌, 33：269-275, 2018

3）Joing S, et al：Videos in clinical medicine. Ultrasound-guided peripheral i.v. placement. N Engl J Med, 366：e38, 2012（PMID：22716992）

4）Pittiruti M, et al：ESPEN Guidelines on Parenteral Nutrition：central venous catheters（access, care, diagnosis and therapy of complications）. Clin Nutr, 28：365-377, 2009（PMID：19464090）

5）Christine L, et al：Reduction of Malposition in Peripherally Inserted Central Catheters With Tip Location System. JAVA, 12：29-31, 2007

6）Trerotola SO, et al：Analysis of tip malposition and correction in peripherally inserted central catheters placed at bedside by a dedicated nursing team. J Vasc Interv Radiol, 18：513-518, 2007（PMID：17446542）

7）Walker G & Todd A：Nurse-led PICC insertion：is it cost effective? Br J Nurs, 22：S9-S15, 2013（PMID：24350393）

8）「輸液カテーテル管理の実践基準」（日本VADコンソーシアム／編）, 南山堂, 2016

9）Moureau NL & Flynn J：Disinfection of Needleless Connector Hubs：Clinical Evidence Systematic Review. Nurs Res Pract, 2015：796762, 2015（PMID：26075093）

10）Apisarnthanarak A, et al：National survey of practices to prevent healthcare-associated infections in Thailand：the role of safety culture and collaboratives. Infect Control Hosp Epidemiol, 33：711-717, 2012（PMID：22669233）

11）O'Brien J, et al：Insertion of PICCs with minimum number of lumens reduces complications and costs. J Am Coll Radiol, 10：864-868, 2013（PMID：24075218）

■ 参考文献・もっと学びたい人のために
1）「必ずうまくいく！PICC」（德嶺譲芳／監，金井理一郎／編），羊土社，2017

Profile

松橋詩織（Shiori Matsuhashi）

JCHO東京高輪病院 診療看護師 循環器内科所属
医師とともに，循環器疾患を抱える入院患者を受けもち，治療に参画しながら当院の全科におけるPICC挿入を行っています．患者の治療にとってタイムリーに挿入し留置後合併症が起こらないようPICCチームを設立し回診も行っています．また，在宅療養患者のPICC挿入依頼もあり，外来で挿入するなどのケースも増加してきています．疾病構造の変化や高齢化によるPICCのニーズは確実に増えています！！ ぜひ手技を習得してください！

山本雅人（Masato Yamamoto）

JCHO東京高輪病院 統括診療部長・循環器内科部長
PICC挿入を学ぶことで手技的には，あらゆるカテーテル挿入手技の基本を学ぶことができます．また，手技的なものだけでなく，適応を含めた栄養管理，挿入前後の感染管理，など現代医療に必要なことも学ぶことができます．この機会に，一緒にPICC挿入手技を学んでいきましょう．

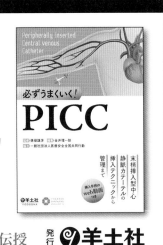

カテーテルの種類，
メーカーごとの特徴，
手技の違い

出井真史

① 国内で使用されている中心静脈カテーテルは4社の製品が主要製品である

② direct puncture法，Seldinger法に対応したキットが発売されている

③ 細径の穿刺針，超音波ガイド下穿刺の視認性向上，ガイドワイヤーの工夫などにそれぞれの特徴がある

④ 共通点も多いが，製品によっては一部の手順が異なるため手技の前に熟知しておく必要がある

はじめに

　現在日本では年間100万本以上の中心静脈（central venous：CV）カテーテルが挿入されています．CVカテーテルの製品は① 穿刺部位〔中心静脈，末梢挿入型中心静脈（peripherally inserted central：PIC）〕，② 挿入方法（direct puncture法，Seldinger法），③ ルーメン数（シングルルーメン，マルチルーメン），④ 留置期間，⑤ 成人用・小児用の5つで大きく分類されます．

　本稿では研修医の先生が特に臨床現場で多く遭遇する「Seldinger法で挿入するCVカテーテル，PICカテーテル」に焦点を絞り，国内シェアの多くを占める代表的な製品について記載し，共通点，相違点，挿入・管理のコツとピットフォールを解説します．

1 CVカテーテルの分類

1）穿刺部位

CVカテーテルは穿刺する部位で，次のように分類されます．

- ・中心静脈：内頸静脈，鎖骨下静脈，大腿静脈など→CVカテーテル
- ・末梢静脈：皮静脈など→PICカテーテル

2）挿入方法

CVカテーテルは次の2通りの挿入方法に対応した製品が発売されています．

- ・direct puncture法：外套付穿刺針を静脈内に穿刺し，直接カテーテルを挿入する
- ・Seldinger法　　　：ガイドワイヤーを静脈内に挿入し，それに沿わせてカテーテルを挿入する

3）ルーメン数

カテーテルの内腔をルーメン（lumen）と呼び，その数で次のように分類されます．

- ・単腔　　：シングルルーメン
- ・2腔以上：マルチルーメン

ルーメン数はCVカテーテルの使用目的で決定します．一般にマルチルーメンはシングルルーメンよりも太径で，ルーメン数が増えれば感染のリスクが上昇するため，必要最低限のルーメン数を選択するようにします[1]．

 ここがポイント：ルーメン数の選択例

> 例1：長期絶食管理を要し，高カロリー輸液が必要な患者さん→シングルルーメン
> 例2：ICUに緊急入室した敗血症性ショックの患者さん
> 　　　→トリプルルーメン（血管作動薬，中心静脈圧測定，輸液ルート）

4）留置期間

主に周術期やICUで使用する短期留置型と，月単位以上の留置を前提とした長期留置型のCVカテーテルがあります．長期留置型では付属の穿刺ポートの植え込みや，感染予防のために皮下トンネルの作成が必要になることがあります．

5）成人用・小児用

　　各社からさまざまなサイズの製品が発売されています．目安として，成人でCVカテーテルを内頸静脈・鎖骨下静脈から挿入する場合は20 cm前後，大腿静脈から先端を胸腔内に留置する場合は60 cm前後の製品を選択することが多いです．

　　本稿ではここから，研修医の皆さんが最もよく遭遇すると思われる「**成人患者に短期留置を目的としてSeldinger法で挿入するCVカテーテルとPICカテーテル**」に焦点を絞って解説します．

2 各製品の特徴：CVカテーテル

　　本邦で使用されるCVカテーテル（短期留置・Seldinger法）は，次の製品が大半を占めています．

・SMAC™（日本コヴィディエン株式会社）
・CVレガフォース®（テルモ株式会社）
・Arrow（テレフレックスメディカルジャパン株式会社）

　　各製品の特徴を**表1**にまとめました．皆さんが現場でどのCVカテーテルを挿入するかは，病院がどの製品を採用しているかで決まると思います．ちなみに，私の病院（東京女子医科大学病院）ではSMAC™を使用しています．

1）各製品で共通の特徴について教えてください

　　3製品とも，キットに外套付穿刺針と金属針の両方が含まれています．
　　超音波ガイド下での留置が広まり，いずれの製品も超音波で視認しやすいよう穿刺針に溝がつくなどの工夫が施されています．
　　また，どの製品でもハブから一番短いルーメンが先端（ディスタール）であり，内腔が一番太いという共通点があります．

2）Y字アダプターについて教えてください

　　SMAC™，CVレガフォース®にはY字形をしたアダプターが付属しています．穿刺した注射器を付けたままでY字の側孔からガイドワイヤーを挿入できるため，穿刺針の先端が血管内から逸脱しにくいという利点があります．また静脈後壁を貫いてしまった場合，アダプターを付けたまま陰圧をかけながら引き抜いてくることも可能です．
　　以前は金属針でこの方法を用いる場合，針の先端でガイドワイヤーが損傷・切断される事例がありましたが，ガイドワイヤーの改良に伴いリスクは減少しています．

表1 CVカテーテルの各製品の特徴

製品名	SMAC™	CVレガフォース®	Arrow
会社名	日本コヴィディエン	テルモ	テレフレックスメディカルジャパン
ルーメン	1, 2, 3, 4	1, 2, 3	1, 2, 3, 4
カテーテル外径（トリプル・20 cm）	12G（2.5 mm）	12G（2.5 mm）	7 Fr（2.4 mm）
先端〜プロキシマルの距離（トリプル・20 cm）	30 mm	25 mm	50 mm
外套付針	○	○	○
金属針	○	○	○
ガイドワイヤー	J字・アングル	ストレート・J字	J字
ガイドワイヤー径	・0.035インチ（0.89 mm）・0.018インチ（0.44 mm）	0.015インチ（0.38 mm）	0.032インチ（0.81 mm）
細径ガイドワイヤー	○	○	×（2020年発売予定）
潤滑コートダイレーター	○	○	×
ダイレーター挿入時の皮膚切開	不要	不要	要
シースイントロデューサー	なし	なし	なし
スタイレット	なし	あり	なし
Y字アダプター	○	○	×
プレセット法	×	○	×
エコー視認性強化	○	○	○
カテーテル固定	固定具（縫合）	固定具（縫合）	固定具（縫合）
高圧注入（造影剤など）	×	×	一部○
その他特徴		耐キンクガイドワイヤー	金属針シリンジ後方からガイドワイヤー挿入

3) プレセット法について教えてください

　　CVレガフォース®ではプレセット法が可能です（**図1**）．これはY字アダプターにガイドワイヤーをセットしたまま穿刺する方法で，手技のブレが減り成功率が上がる可能性があります．SMAC™ではアダプターとアドバンサー（ガイドワイヤーホルダーの先端）の接続が甘いため，この方法は使えません．

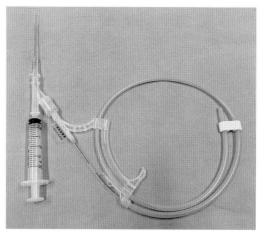

図1 プレセット法
CVレガフォース®（テルモ株式会社）.

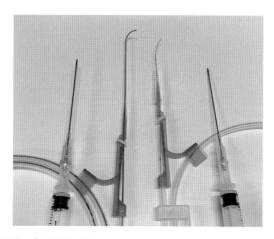

図2 細径ガイドワイヤー
左：SMAC™，右：SMAC™ micro needle（日本コヴィディエン株式会社）.
ガイドワイヤー，穿刺針とも細径のため，低侵襲で出血のリスクの高い患者
さんに有用です.

4) ガイドワイヤーの違いを教えてください

　　SMAC™とCVレガフォース®には，細径のガイドワイヤーを採用したキットがあります．穿刺針も細く低侵襲で，後壁穿刺も減少します（**図2**）．当院では凝固障害の患者などに積極的に使用しています．

　　ガイドワイヤーの形状は，大きく分けてストレート・J字・アングルがあります．ストレートはその形状から血管壁損傷や穿孔のリスクが高く，J字は血管壁を傷つけにくい反面，細い血管では進みにくいという欠点があります．

3 各製品の特徴：PIC カテーテル

本邦で使用されるPICカテーテルは，次の製品が大半を占めています．

- ・パワーPICC®，グローション®カテーテル（株式会社メディコン）
- ・Argyle™ PICC（日本コヴィディエン株式会社）
- ・Arrow PICカテーテル（テレフレックスメディカルジャパン株式会社）

PICカテーテルの製品も表2にまとめました．シングルルーメンのPICカテーテルでは direct puncture法の製品もありますが，現在ではSeldinger法の製品が主体です．

表2 PICカテーテルの各製品の特徴

製品名	パワーPICC®	グローション®	Argyle™ PICC	Arrow
会社名	メディコン		日本コヴィディエン	テレフレックスメディカルジャパン
ルーメン	1，2，3	1，2	1，2	1，2，3
カテーテル外径	3 Fr，4 Fr，5 Fr	4 Fr，5 Fr	3 Fr，4 Fr，4.5 Fr	4 Fr，5 Fr，6 Fr
外套付針	○	○	○	×
金属針	○	×	○	○
ガイドワイヤー	ストレート	ストレート	アングル	ストレート（2本）
ガイドワイヤー径	0.018インチ (0.46 mm)	0.018インチ (0.46 mm)	0.018〜0.021インチ (0.45〜0.53 mm)	0.018インチ (0.46 mm)
細径ガイドワイヤー	○	○	○	×
潤滑コートダイレーター	×	×	○	×
ダイレーター挿入時の皮膚切開	要	要	不要	要
シースイントロデューサー	あり	あり（ピールアウェイシース）	なし	あり（ピールアウェイシース）
スタイレット	あり	あり	direct puncture法はあり	なし
Y字アダプター	×	×	×	×
プレセット法	×	×	×	×
エコー視認性強化	×	×	×	×
カテーテル固定	スタットロック®	スタットロック®	カテーテルフィクスチャ	スタットロック®
高圧注入（造影剤など）	○	×	一部○	一部○
その他特徴	心電図ナビゲーションシステム	3 way valve	潤滑耐キンクガイドワイヤー	

1）Arrow PICカテーテル

　　Arrow PICカテーテルには長短2本のガイドワイヤーが付属されています．穿刺針を介してまずは短いガイドワイヤーを挿入し，ダイレーターと組合わせたシースを静脈内に進めます．このシース越しにカテーテルを挿入する方法が2通りあります．

> ① あらかじめ短いガイドワイヤーをカテーテルの先端部から少し出るくらいまで入れておき，カテーテルと一緒に進める
> ② 長いガイドワイヤーを血管内に進めて目標の位置に達したことを確認し，カテーテルをこれに沿わせて挿入する

　　PICカテーテルはガイドワイヤーだけでは細い静脈への迷入が多いこと，シースからの出血が少ないことから，私は①の方法で挿入しています．

2）グローション®カテーテル

　　グローション®カテーテルは側孔の開口部から血液の逆流を防ぎ，閉塞のリスクを減らす3way valveという機能があります．先端に孔がないため，カテーテルにガイドワイヤーではなくスタイレットを入れた状態でシースから挿入するという点が特徴です．同じメディコン社のパワーPICC®では，ガイドワイヤーを使用したカテーテルの挿入も可能です．

　　そのほか，造影剤の高圧注入に対応した製品や，専用のカテーテル固定具（スタットロック®など）に工夫を凝らした製品があります．

4　カテーテル先端からプロキシマルルーメン開口部の距離の違い

　　表1には，CVカテーテルの各製品（トリプルルーメン・20 cm）の先端からプロキシマルルーメン開口部までの距離も示しました．先端に一番近いCVレガフォース®（25 mm）と，一番遠いArrow（50 mm）では25 mmの差があります．

　　仮にCVカテーテルが，血管内に10 cm挿入されていたとしましょう（図3）．患者さんの体動でCVカテーテルが5 cm引き抜かれてしまった場合（残念ですがICUでは時々起こります），先端からほかの開口部までの距離が長いカテーテルはプロキシマルルーメン開口部が血管から逸脱し，血管内に投薬できず皮下などに漏出してしまいます．各病院の製品のルーメン開口部の位置を事前に知っておいて，ピットフォールを回避するようにしましょう．

> **ここがポイント：CVカテーテルの血管外逸脱を疑ったら？**
> 　　図3のようなケースでは，ルーメンからの血液の逆流が可能かどうかすみやかにチェックして，さらにX線写真などの画像検査を考慮します．最も逸脱しやすいプロキシマルルーメンには，なるべく重要な薬剤（強心薬など）を避けるという配慮も必要です．

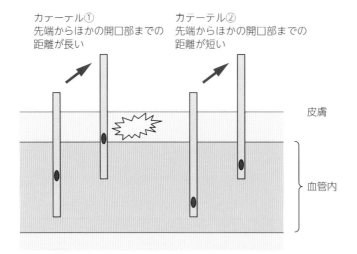

カテーテル①
先端からほかの開口部までの
距離が長い

カテーテル②
先端からほかの開口部までの
距離が短い

皮膚

血管内

図3 カテーテル先端から開口部までの距離と血管外逸脱の関係

カテーテルが引き抜かれてしまった場合，①のほうが開口部が血管外に逸脱してしまう可能性が高くなります．

5 ScvO₂が測定可能なカテーテル

重症患者さんの酸素需給バランスを知るうえで，中心静脈血酸素飽和度（central venous oxygen saturation：ScvO₂）が有用な指標となることがあります．これを連続的に測定できるCVカテーテルがエドワーズオキシメトリーCVカテーテル（旧名プリセップ）で，本邦でも広く使用されています．

> **ここがピットフォール：エドワーズオキシメトリーCVカテーテル**
>
> このカテーテルはセンサーが付いているため，通常のCVカテーテルよりも太く（トリプルで外径8.5 Fr，約2.8 mm），挿入する際にやや抵抗があります．静脈壁を貫く際の「プツッ」という感覚がほかよりも大きい印象です（透析用カテーテルほどではありませんが…）．
>
> また前述のプロキシマルルーメンが先端から70 mmで開口しており，血管外への逸脱にはさらに注意が必要です．

おわりに

　皆さんが臨床現場で出くわす可能性の高いCVカテーテルについて，製品の共通点，特徴を解説しました．すべての製品に慣れるのがベストですが，はじめて見る製品が出てきたときは手技をはじめる前に一通りキットを見渡して，本稿を思い出しながら穿刺のシミュレーションをしていただけたら幸いです．

文　献

1）O'Grady NP, et al：Guidelines for the prevention of intravascular catheter-related infections. Clin Infect Dis, 52：e162-193, 2011（PMID：21460264）

Profile

出井真史（Masafumi Idei）

東京女子医科大学病院 集中治療科 助教
横浜市立大学 麻酔科学教室 副医局長
2007年筑波大学卒
麻酔科指導医，集中治療専門医，心臓血管麻酔専門医，医学博士
趣味：スポーツ観戦，こどもの野球コーチ
集中治療医学，特に心臓血管外科の周術期管理とtele-ICUを専門にしています．
集中治療はチームワーク！皆で患者さんをよくする楽しさ，やり甲斐に魅了されて13年が過ぎました．皆様のなかに，将来仕事でご一緒できる先生がたくさんいらっしゃることを期待しています．

安全に中心静脈穿刺をするための認定医制度の必要性とその課題

下出典子

① 中心静脈穿刺は「危険手技」であり，安全に実施することが求められている

② 中心静脈穿刺を安全に実施するには，手技の標準化と教育体制が必要とされている

③ 認定医制度を維持するためには，院内周知による協力体制が必要となる

はじめに

　「医療安全全国共同行動」において，中心静脈穿刺は「危険手技」と定義され，医療機関への安全な実施が求められるようになりました[1]．この対策として，中心静脈穿刺に関する院内安全対策マニュアルを作成した施設は少なくありません．マニュアル作成とともに必要とされるのは教育体制の構築です．中心静脈穿刺について必要な知識と経験を備えた医師が挿入することで，さらに安全性を高めることが期待できます．認定医制度の必要性とその課題を考えてみましょう．

1 医療安全全国共同行動における中心静脈穿刺の位置づけ

　1999年に米国医学研究所の医療の質に関する委員会が「米国の病院では，毎年44,000～980,000人が医療ミスで死亡している」という衝撃の事実を報告しました[2]．これを受け，米国では2004年12月～2006年6月に「10万人の命を救え」キャンペーンが実施され，有効な結果が得られました．

　日本でも2008年に「医療安全全国共同行動—いのちをまもるパートナーズ—」キャンペーンが開始され，8つの課題が行動目標となりました．このなかの行動目標3「危険手技の安全な実施」で，「中心静脈カテーテル穿刺挿入手技に関する安全指針の遵守」がとり上

表1 「中心静脈カテーテル穿刺挿入手技に関する安全指針の遵守」で推奨する対策[1]

1. TPNとCVC留置適応の厳格化
① 適応病態
② 適応外病態
③ リスク評価チェックリストの使用とその対応
2. 安全な穿刺手技などの標準化
① 感染防護対策の徹底
② セルジンガーキットの使用
③ モニター機器・緊急資機材の準備
④ 多数回穿刺の回避
⑤ 透視下操作
⑥ 超音波診断装置の使用
3. 安全手技の教育体制の構築（チャレンジ）

中心静脈栄養（total parenteral nutrition：TPN），
中心静脈カテーテル（central venous catheter：CVC）

表2 推奨される中心静脈穿刺の教育方法

・関連する部位の解剖と生理
・患者適応と禁忌，穿刺部位選択，インフォームドコンセント
・挿入手技と合併症
・感染対策と無菌操作
・カテーテルキットの使用法とそれぞれの適応
・穿刺と確認に必要な超音波の基本的知識
・挿入後の確認方法とカテーテルの取り扱い方
（必要なら小児・新生児のカテーテル挿入：成人とどう違うか？）
上記を講義，もしくはe-learningで勉強した後に筆記試験
・擬似血管・人型模型を用いたハンズオントレーニング
・実際のヒトでのハンズオントレーニング
ここまで，チェックリストを用いて評価（指導者とは別の指導者による）
・熟練指導者の下でのトレーニング
一定数の症例を経験後，認定医取得

文献3より引用.

げられています．**表1**にその内容を示します．

　この対策の発表により，多くの施設で中心静脈穿刺に関する院内医療安全対策マニュアルが作成されました．また，中心静脈穿刺は初期臨床研修医の「経験すべき基本手技」の1つとされているため，多くの施設では教育体制を構築する必要性が出てきました．

2 中心静脈穿刺に対する教育の重要性

　多くの医師が実施する可能性がある中心静脈穿刺については，どのような教育が必要なのでしょうか？　**表2**に推奨される教育方法を示します．講義とハンズオントレーニング，そして穿刺医師を認定することで合併症が低下したと報告されています[3]．

3 当院における認定医制度の立ち上げ

　　2010年，病院長（元・麻酔科教授）のトップダウンにより医療安全管理部に「エコーガイド下中心静脈カテーテル挿入推進チーム」を設置しました．チームのメンバー構成は，中心静脈カテーテル挿入を頻回に行う診療科（麻酔科，集中治療部，救命救急センター，循環器内科，消化器内科，血液内科）の医師と医療安全管理部としました．指導体制の統一化を図るため，院外講師による講義・実技講習会を受講してから，院内講習会やマニュアルの作成，認定医制度を規定しました．また病院内での周知を図るため，院外講師を病院全体で開催される医療安全講習会に招聘し，推進チームの立ち上げを病院内に宣言しました．

4 認定医制度の課題と対応

1）発足時

　　発足時の活動内容を表3に示します．これをみると，病院長のトップダウンとはいえ人的・資源的制約があったことは否めません．私はチームリーダーとして，スライドやマニュアル，チェックリスト，会議の資料作成に奔走しました．また，さまざまなクレームにも

表3 中心静脈カテーテル挿入推進チーム発足当時の活動内容と結果

院内講習体制 ・チームメンバーの選出 ・指導体制の統一化※1（院外講師による講義・実技講習受講） ・院内講習会開催規定決定 ・月一度の院内講習会開催※2（講義とハンズオン，手技チェックあり） 　→2010年度：講習会15回（4回は初期臨床研修医） 　　　　　　　受講医師126名（42名が初期臨床研修医）
機器の整備 ・講習器材の決定と購入 ・中心静脈カテーテルの院内統一　→セルジンガーキットへ変更 ・携帯型エコーの購入・配置
認定医制度導入 ・院内事故防止マニュアルの作成 ・認定医制度の条件規定※3
推進チームとしての活動 ・中心静脈カテーテル調査票の提出厳格化 ・チーム会議開催（調査票の評価・インシデント調査） ・認定医不在科への挿入支援

※1：インストラクターの技術担保として，新たにインストラクターとなる際には，講習会の参加，3度のアシスタントをお願いしている．また，各インストラクターが年間に何例挿入しているかを調査票で確認している
※2：インストラクターの人数に応じて，各ブース3名程度の少人数で行う．到達することが目的のため，講習時間内にできなかった場合は終了後もできるまでやってもらう
※3：認定資格対象はCVカテーテル，PICカテーテル．挿入を実施する場所は限定していない

対応しました．特に各科の上級医からは認定医制度や調査票についての質問が多く寄せられましたが，医療安全管理部やチームメンバーとともに目的や意義についてくり返し説明し，活動に理解を求めていきました．認定医不在科への挿入支援についても，資材やモニターの準備に時間を要していましたが，毎回医療安全管理部が付き添うことで，病棟看護師に理解を求めました．

2）現在

　毎年チームメンバーや認定医が異動するため，チームの運営や新たな認定医の確保が必要で，病棟看護師や医療安全管理部についても同様です．これらに対応するため，メンバーが異動する際には同科の医師に引き継ぎをしてもらい，多数の医師が異動する4，5月には必ず講習会を開催することにしました．その際に認定医制度だけでなく，調査票や支援制度についても院内周知を図ることにしました．講習会の時間を短縮するためE-learningを作成，医療安全管理部のサイトを通じて配信することにしました．また，すべての1年目初期臨床研修医に講習するために，入職時のオリエンテーション最終日に講習会を組み込んでもらうこととしました．そして，PIC（peripherally inserted central：末梢挿入型中心静脈）カテーテル挿入に対しても院内マニュアルや認定医制度を導入し，運用を開始しました．

5 初期臨床研修医と認定医制度

　当院では，研修医が事前に以下の条件を満たしたうえで，認定医の指導のもとで中心静脈穿刺を実施することができます．なお，単独では行ってはいけないルールになっており，鎖骨下静脈穿刺とPICカテーテルの実施は認めていません．

- ・中心静脈カテーテル挿入講習会に出席していること
- ・中心静脈カテーテル挿入を3回以上見学していること
- ・認定医によるシミュレータを用いた手技講習を受講していること

　このため，すべての初期臨床研修医に講習会受講を義務づけています．内容は一般の医師と同様に講義，ハンズオントレーニング，チェックリストを用いた手技の評価です．図1に手技チェックリストを示します．講義部分は試験問題を追加して，知識と実技の評価を行っています．

　また当院では安全性を考えて，認定医の条件は3年目以上の医師としています．しかし，多くの研修医が3年目以降に再度講習会を受講し，認定医を取得しています．

エコーガイド下中心静脈穿刺　研修医用　チェックリスト

実施日	H　　年　　月　　日
診療科	
実施者	
チェック者	

目標　1. より安全な中心静脈穿刺技術の習得
　　　2. 合併症の基礎知識と緊急対処法の習得

	チェック項目		内頸静脈	再講習	コメント
講義部分	CV穿刺において必要な解剖学的知識が理解できる		☐	☐	
	解剖学的穿刺とエコーガイド穿刺の違いを理解できる		☐	☐	
	エコーガイド下穿刺の注意点を理解できる		☐	☐	
	より安全に穿刺するために守るべきことを理解できる		☐	☐	
	超音波プローブの特性が理解できる		☐	☐	
実技部分	超音波の超音波プローブを正しく持つことができる（平行法・扇形法）	右手	☐	☐	
		左手	☐	☐	
	利き手の反対でプローブを操作し血管描出できる	長軸	☐	☐	
		短軸	☐	☐	
	鎖骨下＆内頸静脈を描出できる（利き手の反対で）	短軸	☐	☐	
	穿刺針を利き手で保持することができる		☐	☐	
	1人法：1人でエコー，穿刺針を持ち操作できる		☐	☐	
	穿刺針を細かく前後に動かすことができる		☐	☐	
	穿刺針先端を描出するよう追随することができる	短軸	☐	☐	
	穿刺針を細かく前後に動かすテクニックを用いて，穿刺針先端を描出するよう追随することができる	短軸	☐	☐	
	ガイドワイヤーの挿入と描出ができる	長軸	☐	☐	

図1 エコーガイド下中心静脈穿刺　研修医用　チェックリスト

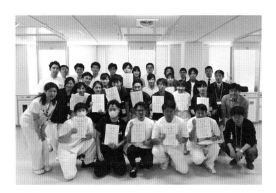

図2 講習会終了後の写真

おわりに

　認定医制度を導入したことで，病院内で中心静脈カテーテル挿入に対する安全への意識が高まりました．またさまざまな活動を10年間続けてきたことにより，透視下や超音波下ガイド，モニター機器の装着・観察なしに中心静脈を穿刺する医師はほぼいなくなりました．毎回講習会後には研修医の先生方のすてきな笑顔に癒やされます（図2）．大切なことは「実施される患者の安全」です．合併症ゼロをめざして，今日も頑張っていきましょう．

文　献

1）医療安全全国共同行動 いのちをまもるパートナーズ：
https://kyodokodo.jp

2）Institute of Medicine（US）Committee on Quality of Health Care in America：To Err is Human: Building a Safer Health System. Washington（DC）: National Academies Press（US）, 2000（PMID：25077248）

3）萬 知子：中心静脈カテーテル関連合併症 ―機械的合併症と血流感染―．日本臨床麻酔学会誌，34：11-16, 2014

Profile

下出典子（Noriko Shimode）

兵庫医科大学 麻酔科学・疼痛制御科学講座
専門は心臓血管麻酔，経食道心エコー，手術室マネジメント，シミュレーション教育
心臓血管手術に必要である中心静脈穿刺を，安全に実施したいという願いからこの領域に興味をもちました．今では手術室だけでなく病棟にお手伝いに行く機会も増えています．

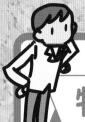

レジデントノート

特集関連バックナンバーのご紹介

2018年11月号 (Vol.20 No.12)

栄養療法 まずはここから

医師として知っておきたい
基本事項を総整理、
「食事どうしますか?」に
自信をもって答えられる!

小坂鎮太郎, 若林秀隆／編

定価 2,000円＋税
ISBN 978-4-7581-1616-9

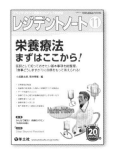

- ・知識がアップデートされにくい栄養の問題に関して, エビデンスを意識しながら内容が記載されており, ほかではなかなか読むことができない内容でした.
- ・高齢で低栄養の患者さんが増えるご時世, 栄養の基本的な考え方やリハ栄養, 多職種でのアプローチは重要で, 必須の知識が盛りだくさんでした.

2018年8月号 (Vol.20 No.7)

エコーを聴診器 のように使おう! POCUS

ここまでできれば大丈夫!
ベッドサイドのエコー検査

山田　徹, 高橋宏瑞,
南　太郎／編

定価 2,000円＋税
ISBN 978-4-7581-1611-4

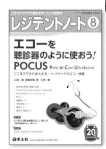

- ・非常に実践的で, これ一冊でPOCUSの全体像が学べました.
- ・順序だった心エコーについて系統的に説明してあり復習になりました. 胸水と心嚢水の見分け方など臨床で重要になる点にも記載がありよかったです.

2018年1月号 (Vol.19 No.15)

内視鏡所見の 見かたがわかる!

正常画像をしっかり理解して、
「どこ」にある「どれくらい」の
「どんな」病変か判断できる

大圃　研／編

定価 2,000円＋税
ISBN 978-4-7581-1598-8

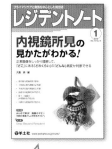

- ・消化器内科や外科のローテート中は, 知識が少ない中で内視鏡の画面を見なければならないことも多いため, 初学者にも分かりやすい特集は研修医にはうれしいと思います.
- ・初学者が所見を解釈するための最低限の内容をまとめた本として有益だったと思います.

増刊2016年10月発行 (Vol.18 No.11)

外傷の診かた

重症でも軽症でも
迷わず動ける!

田中　拓／編

定価 4,500円＋税
ISBN 978-4-7581-1576-6

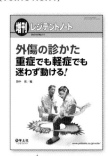

- ・病院到着前のpre hospital のことや看護師の視点など, 様々な立場からの記載があったのがとても良いと思いました.
- ・あやうく見逃しやすい症例やピットフォールが紹介されていた点がよかったです.

特集とあわせてご利用ください!

詳細は www.yodosha.co.jp/rnote/index.html

最新情報もチェック ➡ 🅕 residentnote 🐦 @Yodosha_RN

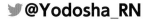
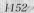

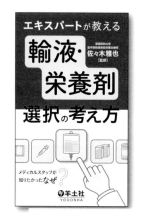
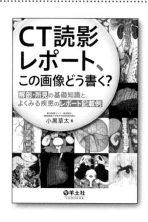
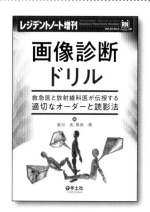

患者を診る　地域を診る　まるごと診る

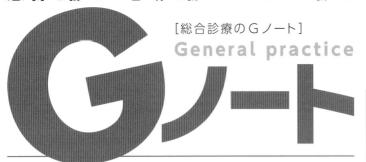

[総合診療のGノート]
Gノート
General practice

■ 隔月刊（偶数月1日発行）　■ B5判
■ 定価（本体 2,800円+税）
※ 2019年発行号の価格は
　本体2,500円（+税）となります

医科歯科連携,
患者さんのトータルケア
に役立つ！

最新号

2020年6月号 (Vol.7 No.4)

現場で知っトク！
歯と口腔の
基礎知識

編集／弘中祥司

- 口の中の特殊性って？ 咀嚼とは？ ～口腔の解剖・機能
- う蝕・歯周病の発症機序，初期対応とは？
- よく見かける口の中の装置は？ ～歯科補綴装置編
- よく見かける口の中の装置は？ ～矯正装置編
- よくある口腔粘膜・舌の症状と歯科紹介のポイントは？
- 歯科訪問診療が担うこと，担うべきこと
- 義歯が合わなくなった場合の原因探索は？
- 子どもに特徴的な歯科疾患は？
- がん薬物療法に伴う口腔合併症への対応
　～歯科と連携してがん患者さんの治療と生活を支える

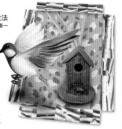

次号予告

2020年8月号
(Vol.7 No.5)

テーマ

教科書では教えてくれない問診 (仮題)
～エキスパートが明かす！ 問診力UP のSmall Teaching

編集／鋪野紀好

Instagram で
ゆるーく編集日記を更新中！
（もちろん雑誌・書籍情報も！）

発行 ⑨羊土社

連載も充実！

総合診療で必要なあらゆるテーマを取り上げています！

忙しい診療のなかで
必要な知識を効率的に
バランスよくアップデートできます！

聞きたい！ 知りたい！ 薬の使い分け

日常診療で悩むことの多い治療薬の使い分けについて，専門医や経験豊富な医師が解説します！
患者さんへの説明のコツも伝授！

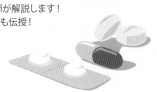

ガイドライン早わかり

（横林賢一，渡邉隆将，齋木啓子／編）

総合診療医が押さえておくべき各種ガイドラインのポイントをコンパクトにお届けします！

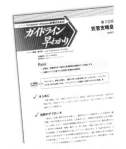

なるほど！ 使える！ 在宅医療のお役立ちワザ

在宅医療の現場で役立つツールや，その先生独自の工夫など，明日からの診療に取り入れたくなるお役立ちワザをご紹介！

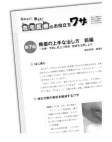

誌上EBM抄読会

診療に活かせる論文の読み方が身につきます！

（南郷栄秀，野口善令／編）

エビデンスを知っているだけでなく，現場での判断にどう活かしていくか，考え方のプロセスをご紹介します．実際のEBM抄読会を誌上体験！

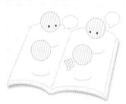

赤ふん坊やの「拝啓 首長さんに会ってきました☆」
〜地域志向アプローチのヒントを探すぶらり旅〜

（井階友貴／執筆）

あなたのまちの首長さんは，地域の医療・健康課題，そして総合診療にどんな思いをもってるの？ 一福井県高浜町のご当地ゆるキャラ「赤ふん坊や」が全国を旅して聞いちゃいます！ "地域を診る"ヒントが見つかるかも☆

地域医療へのきっぷ
私の資格取得エピソード

プライマリ・ケア医として地域で活動するうえで，頼れるアイテムの一つに資格があります．さまざまな資格がありますが，それぞれが活躍するための切符になります．資格を得て活躍している方のお話を聞いてみましょう！

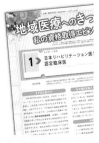

思い出のポートフォリオを紹介します

印象に残ったポートフォリオの実例を難しかった点・工夫した点などにフォーカスしてご紹介いただくコーナー．ポートフォリオ作成・指導のヒントに！

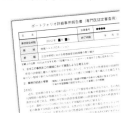

世界の医療事情

海外に滞在経験のある医療従事者の方々に，各国の医療事情に関連する体験を気軽に読めるレポートとしてご紹介いただきます．

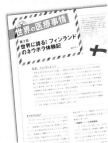

シリーズ：No グラム染色，No 感染症診療
～グラム染色像からの菌の同定と適切な抗菌薬の決め方

第3回 (最終回) グラム染色でよくあるピットフォール

林 俊誠

● グラム染色に胡散臭さを感じている，あなたへ

「グラム染色って本当に役立つの？ よいことばかり並べられて，なんか胡散臭い」――
グラム染色を売り込みたい私にとって，衝撃的な一言でした．でも考えてみれば確かにそ
うです．ある商品の購入を勧められたとき，よいことばかり話すセールスパーソンが信用
できないのは当たり前です．むしろ欠点や最悪の事態の対応法について率直に話してくれ
る人からこそ，信用して購入したくなります．そこで今回はグラム染色でよくあるピット
フォールをあげ，その注意点や解決策をお伝えします．

● よくあるピットフォールと解決策

🖊 適切でない検体で評価してしまう (図1) ――――――――――――――

適切に電極が装着されていない心電図の評価が無意味であるのと同様，**適切に採取され
ていない検体でのグラム染色の評価は無意味**です．例えば肺炎患者で考えてみましょう．
炎症部位である肺からの検体，すなわち喀痰のグラム染色が理想的です．しかしうまく痰
が喀出できないために唾液が検体として提出されてしまうことがあります．下気道の痰で
はない唾液をグラム染色して顕微鏡で見ても，肺炎の起因菌はわかりません．

そこで喀痰検体を得たら，肉眼で膿性成分が含まれているか確認します．膿性成分がな
ければ唾液の可能性があるので検体をとり直しましょう．膿性成分があればその部分をグ
ラム染色し，**まずは100倍で鏡検**します．どこを見ても扁平上皮が白血球より多く見える
場合は検体として適切ではないので，「喀痰」をとり直しましょう．扁平上皮が少なく白血
球が多い視野が主体であれば，きちんと下気道からとられた検体であることが確認できる
ので1,000倍に拡大して鏡検します．

また，褥瘡の表層や，抜去されたドレーンの外側は起因菌以外の菌が付着（保菌）してい
るので，それをグラム染色しても適切な評価はできません．深い褥瘡組織のスタンプ塗抹
や，ドレーン内の新鮮な排液をグラム染色して像を確認することが勧められます．

アーティファクトを菌と間違ってしまう（図2）

　　グラム染色鏡検は比較的単純な検査法ですが，染色液の保存状態や塗抹の厚さなどさまざまな要因で本来あるべきではない構造物（アーティファクト）が見えることがあります．クリスタルバイオレットの結晶や壊れた好中球の核を陽性菌と間違ったり，炎症により生じたフィブリンのかけらを陰性桿菌と間違ったりします．

　　もし菌か悩んだ場合は，**再現性があるかどうかに着目**しましょう．視野を変えても見えるのか，残った検体をもう一度染色しても見えるのかが大切です．髄膜炎患者の髄液など，菌量や検体量が比較的少ない場合は，検査室で遠心分離を行って回収した沈渣をグラム染色して鏡検するという方法も有効です．

貪食像にとらわれすぎてしまう（図3）

　　グラム染色鏡検の長所の1つは，起因菌なのか保菌なのかが判断しやすいことです．この判断には，よく「好中球による貪食像」が重視されます．確かに好中球による貪食像が目立つ菌は起因菌のことが多いでしょう．しかし，**貪食像にとらわれすぎてしまうと誤った判断をしてしまう**ことがあります．

　　自然免疫を担う好中球はそこまで選択的には貪食できませんから，たまたま周囲にいた菌を貪食してしまうこともあります．また，モラクセラのように貪食されやすい菌もいれば，肺炎球菌やクレブシエラ菌，一部のインフルエンザ桿菌のように莢膜によって貪食されにくい菌もいます．尿や胸水など液体検体では好中球が遊走しづらいために貪食像が乏しくなりやすいです．厚く塗抹しすぎた検体を染色すれば，菌と好中球が物理的に重なり

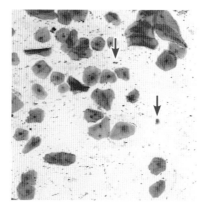

図1 ● 適切に採取されていない「喀痰」（ハッカー法で染色，100倍で鏡検）
扁平上皮（中央に細胞核がある魚のうろこ状のもの）が多数観察できる．すなわちこの「喀痰」検体は実際には口腔由来の唾液と推定できる．一方で，扁平上皮の細胞核と同じ大きさの白血球（➡）は視野に数個しか見えない．よって視野に多く見える菌体はほぼすべてが口腔内常在菌であり，この検体では肺の炎症部位にいる起因菌を推定できない．

合ってあたかも貪食されているように見えます．反対に，化学療法後などで白血球数が少ない場合にはそもそも好中球は見えませんし，免疫不全者であれば貪食能が落ちているため貪食像は見えません．

貪食像はあくまでも参考程度とし，血液や髄液，胸水，腹水など本来無菌である臓器なのに菌が見えているのか，その臓器に炎症を起こしやすい菌なのか，感染症を起こしうる菌量なのか，病歴や身体診察から推定された菌と矛盾していないのかを踏まえて総合的に起因菌であるかを判断する必要があります．

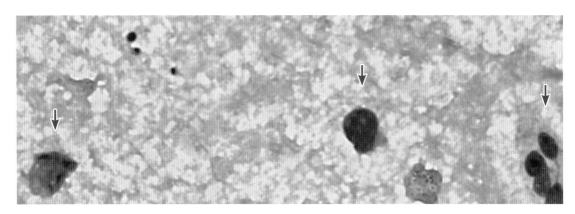

図2 ● 陽性球菌と間違いやすい細胞核の変性物（膿，ハッカー法で染色，1,000倍で鏡検）
図の左上方には陽性球菌のような構造物があるが，グラム陽性球菌のどのタイプにも当てはまらない．ほかに菌体らしきものはなく，白血球（→）も少数しか観察されない．周囲には裸核があり，この構造物は変性・崩壊した細胞核の一部にクリスタルバイオレットが残ってしまったものである可能性が高い．

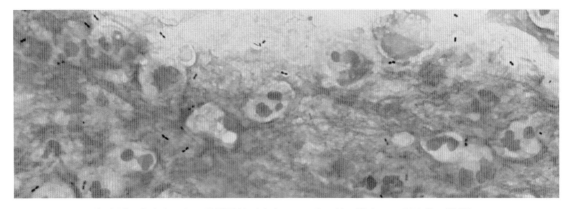

図3 ● 好中球に貪食されない肺炎球菌（喀痰，ハッカー法で染色，1,000倍で鏡検）
ほぼすべての菌体が好中球の細胞質「外」にあり，好中球が貪食できていないことがわかる．肺炎球菌はその莢膜のため好中球に貪食されにくいので，これこそが肺炎球菌肺炎の典型的な喀痰グラム染色像である．

主体に目が行き背景を見逃してしまう（図4）

　物事に集中すると周囲が見えなくなることがあるのと同様，グラム染色も最初に目に入った菌ばかり注目してしまい，背景の菌を見逃してしまうことがあります．特にグラム陽性菌は目立ちやすい一方，陰性菌は染まりが乏しい場合があります．例えば肺炎球菌の背景にいるインフルエンザ桿菌などです．そのため，**陽性菌を見たら必ず陰性菌がいないことを確認しておく**という心構えが必要です．また，レンサ球菌に紛れたブドウ球菌など形態が類似した菌が混在している場合も**見逃したりするので注意しましょう**．

菌（あるいは白血球）が見えないと困ってしまう（図5）

　無邪気に「どの菌が見えるかな」と顕微鏡を見てはいけません．患者背景や病歴聴取，身体診察など，その時点で得られたすべての情報をもとに**「この菌が見えるはず」「菌（あるいは白血球）は見えないはず」と予測してから顕微鏡を見ましょう**．そうでなければ万一視野に何も見えなかったときに不安にかられたり，細菌感染症の可能性を安易に否定したりしてしまいます．

　「この菌が見えるはず」と予測していれば，視野に何も見えなくても水洗手技の問題で検体が剥がれ落ちた可能性を考えられます．あるいは菌が見えず白血球だけが見えたときにも，前医で抗菌薬が投与されていた可能性を推定できます．また「菌（あるいは白血球）は見えないはず」と予測していれば，視野に菌（あるいは白血球）がいないことこそが非感染症や，染まりにくい細菌・真菌・ウイルスによる感染症の可能性が高いと判断することができます．

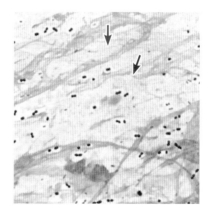

図4 ● 肺炎球菌の背景に見えるインフルエンザ桿菌
（喀痰，ハッカー法で染色，1,000倍で鏡検）
一見すると肺炎球菌（➡）に目が行きがちだが，背景には小さなインフルエンザ桿菌（➡）が多数見える．しかもその菌量は肺炎球菌に相当する量である．グラム染色像を深く読まず，肺炎球菌の尿中抗原検査だけをあてにしていると，このような混合感染の症例に気づくことはできない．

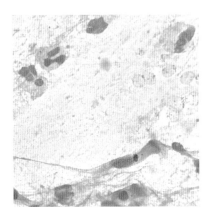

図5 ● 白血球と線毛上皮のみしか見えないグラム染色像
（喀痰，ハッカー法で染色，400倍で鏡検）

図の下方に線毛上皮が見えているので正しく下気道検体がとれていることが確認できる．好中球は複数みられるが，菌体は全く見えない．本患者は後日，肺腺癌と診断された．

● 稀だが重要なピットフォール

　臨床で出合うことは稀ですが，知っておいたほうがよい重要なピットフォールもあります．例えば，教科書に記載されたグラム染色像と実際の染色結果が一致しないケースです．クロストリジウムやバチルス菌は本来グラム陽性菌に分類されますが，グラム陰性に染まることがあります．また，アシネトバクターは分裂がさかんなときは陰性桿菌に見えますが，分裂が落ち着くと陰性球菌や陽性球菌のように見えることがあり「グラム不定」とよばれます．そのほかにもグラム染色液が不適切な保管状態に置かれていたり，菌に汚染されていたりしたために適切な染色結果が得られないこともあります．どんな検査にも当てはまることですが，「適切な物品」と「適切な手技」が揃ってこそ正しく評価できるということにいつも注意を払いましょう．

> **★Point**
> ・グラム染色像は，適切に採取され適切に染色された検体でなければ評価できない
> ・貪食像や主体となる菌にとらわれすぎず，背景まで総合的に見る
> ・患者背景や病歴聴取，身体所見などから染色像を必ず予測して染色・鏡検する

● おわりに

　　グラム染色とその所見の臨床的な有用性については，懐疑的な論文も確かにあります．また遺伝子検査法や質量分析法など，新しい検査法が世の中に出はじめています．しかし，感染症診療で最重要な病原体診断とその教育的意義について，グラム染色法を超えるものはないと私は考えます．グラム染色と鏡検は迅速，簡便，安価であり，分離培養を待たずに臨床検体をそのまま評価でき，複数菌でもまとめて検査できます．しかも白血球すなわち炎症の有無まで同時にみられる感染症検査は，ほかにありません．そう，「**No グラム染色，No 感染症診療**」です！

参考図書

1）「研修医のための臨床検査・病理 超マニュアル」（小倉加奈子，他／著），羊土社，2013
　　↑喀痰検体の基準などグラム染色以外も記載．
2）「グラム染色道場」（山本 剛／著），日本医事新報社，2019
　　↑炎症像の見方など菌以外も学びたい方へ．

Profile

林　俊誠 (Toshimasa Hayashi)

前橋赤十字病院 感染症内科
グラム染色をマスターしたい場合，指導者との目合わせが最も近道です．私が武蔵野赤十字病院で研修させていただいた当時，本郷偉元 先生（現・関東労災病院 感染症内科部長）が毎朝目合わせをしてくださったことでグラム染色が体の一部になりました．ピットフォールに陥りそうなときこそ指導者のありがたみを思い出します．

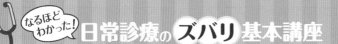

シリーズ：世界に目を向けた熱中症対策
〜2020年の夏をめざして，春からはじまる集中連載

第3回（最終回）熱中症のエビデンスを踏まえて，治療戦略を考える

神田　潤

● はじめに

　皆さんは『ファクトフルネス』[1]をご存知ですか？ ベストセラーなので読んだ人も多いかと思いますが，初期研修医は読書をする暇がないくらい臨床経験を積むべきだという考えもあるので，まだの方は余裕ができたら，ご一読ください．『ファクトフルネス』では「思い込みを乗り越え，データをもとに世界を正しくみる習慣が重要である」と訴えていて，そのなかの一例として自然災害の被害をとり上げています．毎日のように自然災害で苦しむ地域のことが報道されていて，ともすればわれわれの世界は滅亡に向かうかのように伝えられることもあります．しかしながら，データをもとにみてみると自然災害の犠牲者は激減していて，なんと死亡率は100年前のわずか6％でしかないそうです．筆者はこの事実に着目しないで，いたずらに不安を煽るのを諫めています．さて，自然災害の犠牲者が激減した理由は，世界全体が豊かになり，自然災害に対する備えが確立してきたためだと思いますが，そうした状況で先進国において自然災害による犠牲者が増加した例外的な事案があります．それが2003年にヨーロッパで起きた熱波（Heat wave）でした．当時の熱中症対策は，十分な知見が得られていなかったといえるかもしれません．

　熱中症対策を3回にわたって紹介してきた本連載も今回が最終回です．本連載でたびたび引用してきたBouchamaの総説[2]から17年ぶりに，昨年The New England Journal of Medicineが新しい総説（以後，Epsteinの総説）を発表しました[3]．ヨーロッパでの熱波（Heat wave）以後の20年にわたる研究成果が詰まっていると考えられます．最終回では，このEpsteinの総説を検討して，熱中症のエビデンスの現状を明らかにしていくことで，本連載のまとめにしたいと思います．

● Epsteinの総説

 ### 1）構成

　Epsteinの総説は，疫学，病態生理，診断，治療，予防，リハビリテーション，遺伝，結論の各章に分類されていて，それぞれ本文と図表で構成されています．今回は，これまでの連載でも多く検討してきて，皆さんの実践に役立つ「治療」の章について考えていきましょう．

2)「治療」の章

　「治療」の章の冒頭で，「現場」「救急外来」「集中治療室」の3カ所で推奨される治療が，Guidelines for the Treatment of Heatstroke（**表**）としてまとめられています．しかしながら，本文中でも全く触れられていない項目がほとんどで，説明文なしのエキスパートオピニオンでしかありません．また，一般のガイドラインから引用してきたと付記に記載があるように，熱中症に特異的な内容でないものも多くあります．The New England Journal of

表 ● EpsteinによるGuidelines for the Treatment of Heatstroke

文献1のTable 3をもとに作成．わが国の医療の実情に合致していない箇所があります．実際の臨床や研究に応用する際は十分な配慮をお願いします．不都合な点が生じた場合は，筆者及び羊土社はその責を負いかねますのでご了承ください．

現場での治療 （Treatment on site）	
① CPR（心肺蘇生）	・ACLSプロトコールに準拠する ・酸素飽和度＞90％維持するために，4 L/分で酸素を投与する
② 深部体温の測定	・直腸温をモニタリングする ・労作性熱中症についてはcold water immersion，非労作性熱中症（日常生活での熱中症）については蒸散冷却を行う
③ 循環血液量	・生理食塩水を1〜2 L/時で静注する ・脱水は大きな問題ではない
④ 痙攣重積	・非労作性熱中症（日常生活での熱中症）の場合は迅速に搬送する ・労作性熱中症の場合は深部体温を39.0℃未満に冷却してから搬送する
救急外来での治療 （Treatment in the ED）	
① 深部体温	・直腸温か膀胱温をモニタリングする ・深部体温を38.0℃まで冷却をする ・クーリングスーツの使用か中心静脈からの冷却補液を行う ・解熱剤は有毒なので使用しない ・ダントロレンの有効性は証明されていない
② 臨床検査	・血液検査（血算），凝固（PT-INR含む），生化学〔腎機能，肝機能（AST/ALT/アンモニア），CPK，LDH，ミオグロビン，CRP，血液ガス〕，尿検査，血液培養を行う
③ 血行モニタリング	・循環動態が不安定な場合は，急速補液（30 mL/kg）をするか，中心静脈圧（CVP）をモニタリングするか，侵襲的な血行モニタリングを行う ・平均動脈圧を65 mmHg（高齢者か高血圧の持病がある患者は75 mmHg）以上に維持する ・目標は，乳酸値の正常化と尿量50 mL/kg/時である ・輸液療法だけで対応できない場合は，血管作動薬を使用する
集中治療室での治療 （Treatment in the ICU）	
① 概論	・CPRはACLSプロトコールに準拠する ・ECMOが必要な場合は用いる ・直腸温，膀胱温もしくは血管内の深部体温をモニタリングする ・中心静脈からの冷却補液（4℃）を2,000 mL/時で投与して，38℃以下を維持する．困難な場合は，抵抗性の高体温に対して，体外循環で血液を冷却する ・解熱剤は有毒なので使用しない ・ダントロレンの有効性は証明されていない ・血液検査（血算），凝固（PT-INR含む），生化学〔腎機能，肝機能（AST/ALT/アンモニア），CPK，LDH，ミオグロビン，CRP，血液ガス〕，尿検査，血液培養を24時間ごと（最初の48時間は12時間ごと）に行う

次頁につづく

② 心不全	・CPRはACLSプロトコールに準拠する ・侵襲的な血行モニタリングと心臓超音波検査を行う ・軽症の多臓器不全に対して，ドブタミン（1 μg/kg/分で開始して，2〜20 μg/kg/分まで増量可能），ミルリノン（初期投与量は10分で50 μg/kg，その後は0.2〜0.75 μg/kg/分）またはアドレナリン（1 μg/分）の持続投与を行う ・重症の多臓器不全に対して，ECMOが必要なら用いる
③ 急性腎障害	・尿量50 mL/kg/時を維持するために，晶質液（細胞外液）を投与する ・フロセミドを静注する（投薬歴がない場合は10〜20 mg/回，その後は尿量に応じて投与する） ・過剰輸液，重篤なアシドーシス，高カリウム血症または尿毒症の場合は腎代替療法を行う ・血圧と尿量に応じて，輸液速度を調整する ・電解質を適宜調整する
④ 脳症	・GCS8以下は気管挿管・人工呼吸器管理をして，適度な過換気にする（$PaCO_2$：34〜36 Torr） ・3％高張食塩水（開始時は30分で100 mL，その後は1日にNa濃度が12 mEq/L上昇するのを目標にする）または20％マンニトール（30分で0.25〜2 g/kg）を投与する ・頭部を45°挙上する ・向精神薬を投与する ・高アンモニア血症の患者は，血液濾過またはMolecular Adsorbent Recirculating System（MARS）治療を必要とする ・意識状態は冷却で改善することが多い ・頭蓋内圧（ICP）モニターを考慮する
⑤ 横紋筋融解	・輸液は最初の1時間は積極的に行い（1〜2 L/時），その後は300 mL/時で継続する ・過剰輸液となった場合はフロセミドを静注する（投薬歴がない場合は10〜20 mg/回，その後は尿量に応じて投与する） ・尿pH＞6.5を目標にして，重炭酸ナトリウムを投与する ・ミオグロビン尿症は想定の範囲内である ・高カルシウム血症と代謝性アルカローシス（pH＞7.5）を避ける
⑥ 播種性血管内凝固症候群（DIC）と凝固異常	・出血と血栓症に対して，新鮮凍結血漿（FFP，初期投与は10〜15 mL/kg，その後は凝固の指標に応じて200〜400 mL）を投与する ・フィブリノゲンが180 mg/dL以下の場合はクリオプレシピテート製剤（5〜10 U/回）を投与する ・血小板が2万/μL未満の場合，もしくは5万/μL未満で出血がある場合，肝障害がある患者に対してはPT-INRが1.5以下になるように血小板輸血を考慮する（投与量はPT-INRと患者の体重による） ・ヘパリン投与は避ける ・低体温と代謝性アシドーシスに注意する
⑦ 急性呼吸窮迫症候群（ARDS）	・気管挿管・人工呼吸器管理を行う ・過剰輸液を避ける
⑧ 肝障害	・肝機能と精神状態を少なくとも4日間は観察する ・血行動態を安定させて，N-アセチルシステイン静注（初回投与は20分間で200 mLの5％ブドウ糖溶液で希釈して150 mg/kg，それから4時間は500 mLの5％ブドウ糖溶液で希釈して50 mg/kg，さらに16時間は1,000 mLの5％ブドウ糖溶液で希釈して100 mg/kg）の支持療法を行う ・急性肝不全が生じた場合は，3％高張食塩水またはマンニトール静注（20％溶液を30分で0.25〜2 g/kg投与），血液濾過，緩下薬投与（例えば，経口ラクツロースを下痢が起こるまで2時間ごとに30 mL），経口リファキシミン投与を行う ・肝移植の適応は稀であり，有効性を示すエビデンスはない
⑨ 心電図変化	・継続的な心電図モニタリングを行う ・心電図変化は特異的である

MedicineのTableにまとめられているからといって鵜呑みにせず，参考程度にとどめて，しっかり本文を読みましょう．

冷却法（Control of Body Temperature）

以下の①〜⑥は，Epsteinの総説で示された冷却法です．

① 深部体温が40.5 ℃以上で遷延する場合，予後が悪化するので迅速な冷却が必要である
② 冷却の目標体温は，39.0 ℃（38.0〜38.5 ℃がより望ましい）
③ 冷却の目標速度は，0.1 ℃/分以上
④ 労作性熱中症に対しては，cold water immersionが必須である
⑤ 非労作性熱中症（日常生活の熱中症）に対しては，cold water immersion以外にも蒸散冷却，血管内冷却，局所冷却（アイスパックや湿ったガーゼ）などを用いることができる
⑥ 解熱剤やダントロレンの使用は推奨しない

Epsteinの総説では冷却法について，2004年のHeled論文[4]，2007年のCasa論文[5]とBouchama論文[6]のシステマティックレビュー・メタ解析を引用しながら検討しています．

Heled論文は早期冷却の有無を比較した症例集積研究（n＝4）であり，早期冷却の重要性を示しています．早期冷却の有効性は絶対的な真理（比較研究のために必要な治療を施さないのは倫理的な問題であるというレベル）にしてよいと思います．

Casa論文は，cold water immersionの有用性を示すことを主目的として，40.0 ℃までの冷却速度を算出しています．0.1 ℃/分以上の速度を達成したのはcold water immersionだったという結果から，早期冷却にはcold water immersionが有効であり，0.1 ℃/分以上の速度が望ましいという論理になっています．冷却速度や目標体温について，それ自体を評価した文献ではないので，本来は実際に比較検討した文献が必要です．**表**でも，現場では39.0 ℃，病院では38.0 ℃などと目標体温の記載が分かれていて，解釈にばらつきがあるように思われます．

Bouchama論文は，Bouchamaの総説[2]の5年後に発表されたもので，冷却法を比較した論文です．冷却法全般を網羅しており，19件の論文と556名の患者が対象となっています．Epsteinの総説では，非労作性熱中症（日常生活の熱中症）での冷却法の評価が引用されています．Bouchama論文では冷却速度，患者の予後（死亡率，後遺障害）を評価項目としていて，cold water immersion（n＝21）[7]，蒸散冷却（n＝16），湿ったガーゼの3つの冷却法を比較したRCTが2000年以前に2件あることが示されていますが，それ以外はn＝50以下のCase serieseです．この結果を踏まえると，⑤で湿ったガーゼが推奨されて

いることに違和感がありますが，湿ったガーゼの有効性を示したCase seriese も散見されます．なお，⑤に表記されている「血管内冷却」とは中心静脈留置型経皮的体温調整装置（サーモガードXP™）ではなくて，点滴を冷却した補液のようです．どちらもBouchama論文では有効性を示した文献はないので，Epsteinの総説での記載は唐突な印象を受けます．中心静脈留置型経皮的体温調整装置（サーモガードXP™）は有効性が示唆される発表がありますので[8]，推奨に加えてもよいと思いますが，積極的な全身冷却をしないと十分な効果が得られないことから，たとえ点滴を冷却したとしても補液だけの治療はしない方がよいと思います．

　cold water immersion と蒸散冷却を比較した文献はありませんが，労作性熱中症においては，cold water immersion の実施は絶対的な真理（比較研究のために必要な治療を施さないのは倫理的な問題であるというレベル）に近いものがあるようです．

● 臓器特異的治療（Treatment of organ injuries）

以下の①～④は，Epsteinの総説で示された臓器特異的治療です．

① 熱中症による臓器障害は早期の有効な冷却により，ほとんどの場合で急速に改善する
② しかしながら，冷却のみでは十分でなく，追加の治療が有効な場合もある
③ 臓器障害の兆候を捉えて，多臓器不全へ悪化することを防ぐのが重要である
④ 治療にはキサンチン酸化酵素阻害薬（アロプリノール），活性型プロテインC，アンチトロンビンⅢ製剤とリコンビナントトロンボモジュリン-α，セリンプロテアーゼの投与が行われる．しかし，これらの有効性については動物モデルや事前臨床試験で調査されている段階で，データが限られているのが現状である

　熱中症の臓器特異的治療については，特別なエビデンスがあるわけではありません．その理由としては，積極的な冷却を行えば大半の症状は軽快することに加えて，臓器特異的治療の研究は積極的な冷却を行うことが前提となるので，症例が相当少ないことが考えられます．臓器特異的な治療の有効例として1件の症例報告があげられており[9]，積極的な冷却を行っても，臓器特異的な治療を施さなければ，死亡する患者は間違いなくいます．今後は共同研究のネットワークを構築することで，有効な症例集積を行う必要があります．

● 今年の夏の診療への応用

　The New England Journal of Medicineの熱中症の総説（Epsteinの総説）を検討してきましたが，明日の診療へどう応用するのかが最も重要です．**表**の内容については，わが国では使用できない薬剤やシステムも多いので，決して鵜呑みにせず，十分に適応を検討してください．本文の内容については，これまでの一般的な認識を大きく変化させるようなものはなかったと思います．意外にもヨーロッパでの熱波（Heat wave）以後の20年で，劇的な成果は生まれていなかったと考えられます．

　第1回，2回でも説明した通り，目標体温38.0℃で，目標冷却速度0.1℃/分（6.0℃/時）を達成できるように，各施設での治療戦略（冷却戦略）を事前に準備するのが重要だと思います．

● おわりに

　3回にわたって，春のうちから熱中症対策について説明してきました．新型コロナウイルス（COVID-19）対策でお忙しくされている方も多いかと思いますが，もう少しで間違いなくあの暑い夏がやってきます．感染対策に熱中症対策が重複するようなことを想像すると，今からめまいを起こしてしまいそうです．そんなとき，今回の連載を読み返して，日々の診療に役立てていただけたら，望外の喜びです．ウイルス騒動も収束して，ある程度涼しい夏になること（来年には東京オリンピック・パラリンピックが無事に開催されること）を祈念して，連載の終了とさせていただきます．

文　献

1）「ファクトフルネス」（ハンス・ロスリング，他/著），日経BP社，2019

2）Bouchama A & Knochel JP：Heat stroke. N Engl J Med, 346：1978-1988, 2002（PMID：12075060）

3）Epstein Y & Yanovich R：Heatstroke. N Engl J Med, 380：2449-2459, 2019（PMID：31216400）

4）Heled Y, et al：The "golden hour" for heatstroke treatment. Mil Med, 169：184-186, 2004（PMID：15080235）

5）Casa DJ, et al：Cold water immersion：the gold standard for exertional heatstroke treatment. Exerc Sport Sci Rev, 35：141-149, 2007

6）Bouchama A, et al：Cooling and hemodynamic management in heatstroke：practical recommendations. Crit Care, 11：R54, 2007（PMID：17498312）

7）Armstrong LE, et al：Whole-body cooling of hyperthermic runners：comparison of two field therapies. Am J Emerg Med, 14：355-358, 1996（PMID：8768154）

8）Yokobori S, et al：Feasibility and Safety of Intravascular Temperature Management for Severe Heat Stroke:A Prospective Multicenter Pilot Study. Crit Care Med, 46：e670-e676, 2018（PMID：29624537）

9）Pechlaner Ch, et al：Antithrombin and near-fatal exertional heat stroke. Acta Med Austriaca, 29：107-111, 2002（PMID：12168565）

Profile

神田　潤（Jun Kanda）

帝京大学医学部 救急医学講座
日本救急医学会熱中症および低体温症に関する委員会
この春は，熱中症の先取り対策というよりも，救急・集中治療と感染症の専門医として，救命救急センターの使命を果たしながら，万全の感染対策を行うという難しい命題と対峙しています．「Clap for Carers」を真似して拍手をくれる妻と息子に力をもらって，目の前の患者さんとセンターのスタッフ，医療システムを守るために全力を尽くしていきます．皆さん一緒に頑張りましょう．

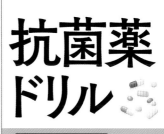
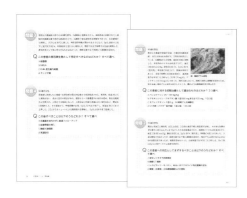
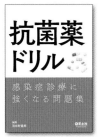

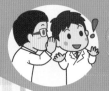

第40回 処方せんに臨床検査値が掲載…意味あるの？

千葉泰彦

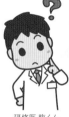

先生，先日院外薬局から問い合わせがありまして，「処方せんに記載されている血清カリウム値が低いので処方内容の見直しをしていただけませんか？」という内容だったんです（図1）．その際，CTCAEのグレードが何とかと言われたのですが…それは何なのでしょう？

研修医 臨くん

CTCAEとは有害事象共通用語規準のことで，臨床検査値を含む多くの有害事象（AE）の評価や報告に使われているよ．院外薬局でも検査値を利用することで禁忌や有害事象（副作用）を早期発見でき，患者さんの安全につながることが期待されているんだ．

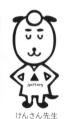

けんさん先生

解 説

● 院外薬局より疑義照会された症例は？

70歳代女性，肝機能障害があった患者さんなんだね（図2）．臨くんはグリチロン®（グリチルリチン製剤）を処方していたけれども，血清カリウム値の低下をみてスローケー®（塩化カリウム徐放剤），高血圧症の出現に対してオルメテック®（オルメサルタン メドキソミル）を適宜追加処方していったわけだ．血清カリウム値は一時的にもち直すも10月に2.6 mmol/Lまで再度低下してしまったので…院外薬局から疑義照会が入ったんだね（図1）．なるほど，原因薬剤はアレかな．

● CTCAE (Common Terminology Criteria for Adverse Events) とは？

さて，CTCAEとは有害事象共通用語規準のことで，JCOG（日本臨床腫瘍研究グループ）によって日本語訳がつくられており，各有害事象ごとに重症度のグレードが示されているよ．

低カリウム血症のCTCAEグレードを表に示すね．これによると本症例ではグレード3に相当することがわか

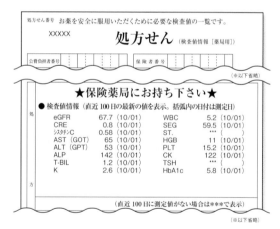

図1 検査値印字処方せん（イメージ）

表 低カリウム血症のCTCAEグレード

Grade	定義	値
1	軽症：治療を要さない	3.0～3.6（症状がない）
2	中等症：非侵襲的治療を要する	3.0～3.6（症状がある）
3	重症：入院を要する	2.5～3.0
4	生命を脅かす	2.5未満
5	死亡	

文献1より引用．

る．なお，主な臨床検査項目については，日本臨床検査標準協議会で共用基準範囲を定めており，導入する病院が増えてきているんだ．これは診断や治療の判定に用いる臨床判断値とは少々異なるので気をつけてね．

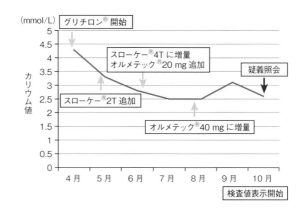

図2 処方経過と血清カリウム値の変化
文献1より引用．

低カリウム血症の原因は？

すでに気がついている読者も多いと思うけれど，原因は“グリチロン®による偽性アルドステロン症”だよね．この患者さんは疑義照会を受けてグリチロン®を中止したことで，血清カリウム値は5.2 mmol/Lまで上昇，それに伴いスローケー®投与も中止することとした．疑義紹介時，薬剤師さんは低カリウム血症で起こりうる脱力症状があることも聞きとってくれており，院外薬局とのチーム医療により処方された薬剤による有害事象を早期に発見できてよかった症例だったんだよね．

この症例は診断が難しいとまではいえないけれども，忙しいときには見落としてしまう可能性もあるよね．また，薬の相互作用は多岐にわたるので，薬剤師さんによる処方のセーフティーネットがあるのは非常によいことだと思う．なので，当院でもこのシステムを採用することにしたんだ．今後，全国でも同様に導入されていくことが予想されるので，処方せんにこのような変化が起こるかもしれないことを覚えておいてね！

＊本稿は千葉大学医学部附属病院薬剤部 石井伊都子先生の許可のもと症例を使用させていただきました．

臨床検査値を根拠に院外薬局から疑義照会が来ることがあるよ．CTCAEによるグレード分類があることを知っておこう！

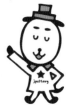

参考文献
1）千葉大学医学部附属病院薬剤部：平成28年度第1回薬剤師卒後教育研修講座 検査値を利用した処方鑑査（中級編）．2016 https://www.ho.chiba-u.ac.jp/pharmacy/No9_sotsugo4_0416.pdf
2）日本臨床検査標準協議会 基準範囲共用化委員会：日本における主要な臨床検査項目の共用基準範囲―解説と利用の手引き―．2019 http://jccls.org/techreport/public_20190222.pdf
3）有害事象共通用語規準 v5.0 日本語訳JCOG版．2019 http://www.jcog.jp/doctor/tool/CTCAEv5J_20190905_v22_1.pdf

※連載へのご意見，ご感想がございましたら，ぜひお寄せください！ また，「普段検査でこんなことに困っている」「このコーナーでこんなことが読みたい」などのご要望も，お聞かせいただけましたら幸いです．rnote@yodosha.co.jp

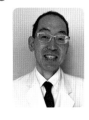

今月のけんさん先生は…
横浜市立市民病院検査部の千葉泰彦でした！
外科医出身です．診療科のニーズに応えることはもちろんのこと，挨拶・接遇推進，活き活きと働ける職場環境づくりをめざして頑張っています．当院の職員の健康に関わる産業医としても活動しています．

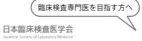

臨床検査専門医を目指す方へ

日本臨床検査医学会
Japanese Society of Laboratory Medicine

日本臨床検査専門医会

症例から深めるBasic Lab
Clinical Laboratory Problem Solving

シリーズ編集／濱口杉大（福島県立医科大学 総合内科）

何となくで出しがちな基本検査，その所見を症例の流れからどう解釈するか？ 総合内科医の目のつけどころを紹介します．

第4回
子宮筋腫のある40歳代女性が重度の貧血にて産婦人科から紹介となった（その4）

會田哲朗

【症例】前回までの要約

　46歳女性．精神遅滞と子宮筋腫はあるが生来健康．1カ月前から食思不振，易疲労感が出現．来院当日，かかりつけ産婦人科から重度の貧血を疑われ，そのまま当院産婦人科に紹介受診後，著明な貧血を認めたため入院した．輸血開始し，CT撮影中にCPAとなり心肺蘇生開始．気管挿管，人工呼吸により心拍再開しICU入室．入室後から38℃台の発熱を認めた．血液内科で骨髄穿刺検査をしたが白血病，悪性リンパ腫の所見なし．CTでは肝脾腫，胆石，子宮筋腫を認め，心エコーでは軽度大動脈弁逆流，静脈エコーでは下腿静脈に多数血栓を認めた．

　その後全身状態が改善し抜管したが，入院時より発熱が継続しており不明熱として総合内科に転科．悪性貧血が判明し，ビタミンB12補充の継続と葉酸補充を開始した．

　入院17日目，高度房室ブロックにより再び心肺停止状態となり，再挿管し人工呼吸，ICU入室．経静脈的一時ペースメーカー（TPM）を挿入したが意識レベルは不安定で，気管切開，人工呼吸器管理継続となった．

　入院時からあるAPTT延長に対するクロスミキシングテストの結果と静脈血栓の存在から抗リン脂質抗体症候群（APS）と診断，血栓に対してヘパリン投与を開始した．ANAが強陽性でかつAPSと診断されたことから，SLEを疑った．

　SLICCによるSLEの分類基準のうち，意識障害，補体の低下，リンパ球数減少，腎炎を疑う持続尿蛋白の4項目を認め，けいれんの発症や意識障害を伴っていたことからNeuropsychiatric SLE（NP-SLE）と考え，リウマチ膠原病内科に相談のうえ，入院21日目からステロイドパルス療法を行った．その後プレドニゾロン60 mg/日での治療を継続したが，再度の発熱，補体のさらなる低下，血球減少も進行したため，プレドニゾロンを80 mg/日に増量し治療を継続した．しかし血球減少は進行し続け，時々38℃台の発熱を認め，全身状態は増悪傾向となった．

症例の続き

　そのころ，末梢血の目視（顕微鏡で直接，末梢血スメアの血球形態を観察すること）にて異常リンパ球，芽球様細胞の出現がみられるようになった（表）．入院当初の末梢血の目視では異型リンパ球，骨髄球，有核赤血球を認めていたが，異常リンパ球，芽球様細胞の出現はなかった．

解説

　目視による末梢血の血液像検査は臨床的にとても重要であり，そのうえ簡便で迅速に結果を得ることもできる．特に血球減少を認める際には有用であることが多い．機械による自動的な血液像検査が発展してきた現在でも，その有用性は疑う余地のないところである．ほかにも以下の場合に目視での検査が推奨される[1]．

- 貧血や説明のつかない黄疸がある
- 血小板減少症や白血球減少症がある
- リンパ腫やリンパ増殖性疾患が疑われる
- 骨髄増殖性腫瘍が疑われる
- 播種性血管内凝固症候群が疑われる
- 血栓性微小血管障害症が疑われる
- 目視で診断することができる細菌感染症や寄生虫感染症が疑われる
- 固形癌の播種が疑われる
- 伝染性単核球症をはじめとしたウイルス疾患や炎症性疾患，悪性腫瘍が疑われる

表 ● 病状進行時の末梢血目視

血液像	%
好中球桿状核球（Band）	3
好中球分葉核球（Seg）	65
異型リンパ球（Atypical）	1
前骨髄球（Promyelo）	0
骨髄球（Myelo）	1
後骨髄球（Meta）	1
芽球（Blast）	0
芽球様細胞	1
異常リンパ球	1
有核赤血球（NRBC）	1
リンパ球	20
単球（Mo）	7
好酸球（Eo）	1
好塩基球（Ba）	0

● 異型リンパ球と異常リンパ球の違い

　リンパ球は通常，正常リンパ球，異型リンパ球，異常リンパ球に分類される．異型リンパ球は反応性の形態変化であり，ほとんどがウイルス感染症で生じる．また，細菌による重症感染症や薬剤，自己免疫性疾患でも認めることがある．一方，異常リンパ球はリンパ系の血液悪性腫瘍を疑う所見である．異型リンパ球は① 大型，② N-C比（核-細胞質比）が低い，③ 細胞質の強塩基性といった特徴があり，異常リンパ球は① N-C比が高い，② 顕著な核形不整がある，③ 明瞭な核小体を認める，④ 突起・空胞を認めるなどの特徴がある（図1〜3）．

　自動機械法により異型リンパ球と判断されたリンパ球は，異常リンパ球の場合があるため注意が必要である．そのため血液悪性腫瘍を疑っているときは，末梢血の目視にて再度評価することが重要となる．また，目視をしても異型リンパ球と異常リンパ球の区別が難しいことがあるため臨床検査技師との臨床情報の共有も大切であり，血液悪性腫瘍が疑われるのであれば骨髄検査を検討することが重要となる．

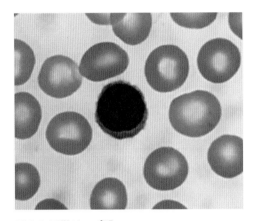

図1 ● 正常リンパ球
提供：福島県立医科大学附属病院 検査部

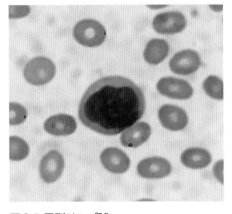

図2 ● 異型リンパ球
提供：福島県立医科大学附属病院 検査部

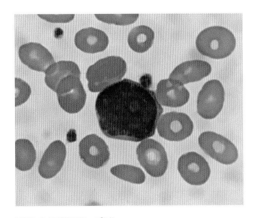

図3 ● 異常リンパ球
提供：福島県立医科大学附属病院 検査部

Column

参考症例：ウイルス感染症と思われた急性リンパ性白血病

　65歳女性．来院5日前から倦怠感，嘔気が出現した．同日より全身の筋肉痛と38℃の発熱も出現した．咳嗽や喀痰，咽頭痛，下痢，膀胱刺激症状は認めない．2日前に前医を受診したところ採血され，炎症反応上昇と異型リンパ球25％を認めていた．発熱が持続するため当科紹介受診．採血を施行したところWBC 8,300/μL（Band 1％，Seg 40％，Atypical 2％，Myelo 1％，Blast 22％），Hb 13.9 g/dL，Plt 96,000/μL，AST 35 U/L，ALT 26 U/L，LDH 615 U/Lの所見を認めた．症状が改善傾向であったためウイルス感染症自体はあった可能性が高いが，Blast22％であり，骨髄穿刺を施行した．最終診断は急性リンパ性白血病であった．前医での採血時の異型リンパ球25％は，実際は異常リンパ球であった可能性がある．

　このように異型リンパ球と異常リンパ球の区別が難しいことがある．研修医を含む臨床医は臨床症状や経過をかんがみて，目視を一度のみならずくり返すことも検討すべきである．

症例の続き

　末梢血に異常リンパ球が出現していたが，入院時に血液内科で行われた骨髄穿刺検査では無効造血の所見はあるものの悪性リンパ腫や白血病を疑う所見がなかったため，NP-SLEとしてステロイド治療を続けた．加えてリウマチ膠原病内科と議論し，シクロホスファミドの使用を検討した．

　そのほかに末梢血の目視では入院当初から幼若好中球と有核赤血球も認めていた．

解説

1）白赤芽球症（leukoerythroblastosis）

　白赤芽球症とは末梢血で通常みられない前骨髄球，骨髄球，後骨髄球などの幼若好中球と，有核赤血球（nucleated red blood cell）がともにみられる状態のことである．見逃されていることが多い所見であるが，私たちはこれを糸口として診断に至ることも多い．白赤芽球症がみられる場合，悪性腫瘍の骨髄転移や白血病，骨髄異形成症候群，骨髄線維症，肺外結核など骨髄の占拠性病変があることが示唆され，これらの疾患を鑑別にあげ原因疾患の検索を行い，骨髄の評価を検討する必要がある．

2）好中球の成熟過程 （図4）

- 骨髄芽球（Blast）→前骨髄球（promyelocyte：pro）→骨髄球（myelocyte：myelo）→後骨髄球（metamyelocyte：meta）の順に分化・成熟する
- 幼若好中球の末梢血への出現はウイルス感染症や重症感染症などによる反応性変化のこともあり，実臨床ではよくみられる

3）赤血球の成熟過程（図5）

- 正染性赤芽球以前の赤血球系細胞を有核赤血球という（図6）
- 有核赤血球の末梢血への出現は有核赤血球血症（normoblastemia）といわれる。骨髄の占拠性病変だけでなく，重度の溶血や低酸素状態でも出現することがある

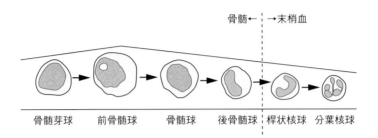

骨髄←─┆─→末梢血

骨髄芽球　　前骨髄球　　骨髄球　　後骨髄球┆桿状核球　分葉核球

図4● 好中球の分化・成熟に伴う変化
文献2より引用．

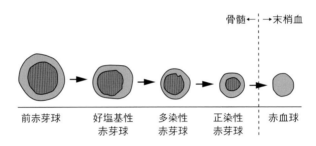

骨髄←─┆─→末梢血

前赤芽球　　好塩基性　　多染性　　正染性┆赤血球
　　　　　　赤芽球　　　赤芽球　　赤芽球

図5● 赤血球の分化・成熟に伴う変化
文献2より引用．

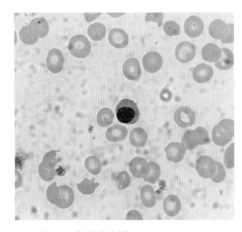

図6● 有核赤血球
提供：福島県立医科大学附属病院 検査部

参考症例：関節リウマチ患者で生じた汎血球減少症

関節リウマチにてメトトレキサート6 mg/週で治療中の58歳女性．入院6日前より発熱，頭痛，嘔気を自覚し，入院2日前より口内炎の多発を認めた．発熱が持続するため入院当日に前医救急外来を受診し，血液検査にて汎血球減少を認め当院救急に転院搬送となった．入院2日目，原因精査のため当科紹介となった．身体所見にて口唇，頬粘膜に潰瘍・出血を認めた．前胸部や上背部に痂皮を伴う皮疹を多数認めた．血液検査にてWBC 2,100/μL（Seg 48 %，Ly 31 %，Mo 4 %，Eo 17 %，NRBC 1 %，過分葉好中球＋），Hb 6.8 g/dL，Plt 34,000/μL，CRP 8.18 mg/dLの所見であった．発熱，粘膜症状ならびに葉酸内服がなく，汎血球減少と過分葉好中球（図7）を認めるためメトトレキサートによる葉酸欠乏の可能性を第一に考えた．同日よりロイコボリンにて治療を開始し，入院9日目には白血球，血小板ともに正常範囲となった．追加で検査したホモシステインは20.4 nmol/mL，葉酸1.8 ng/mLであり矛盾しない所見であった．ビタミンB12，葉酸は測定可能な検査ではあるが結果が出るまで時間がかかるため，血液像の評価が迅速な治療に有用である．

症例の続き

その後も末梢血には異常リンパ球の出現，白赤芽球症が続いた．ステロイド抵抗性の経過もあり，再度悪性リンパ腫を強く疑った．CTを改めて撮影するもリンパ節生検可能なリンパ節腫大を認めないため，再度骨髄穿刺検査を血液内科に依頼し，病理医にも詳細な観察を依頼した．その結果，骨髄にてCD 20陽性の核形不整，核分裂を多数認める大型核のリンパ球の集簇と血球貪食像が確認できた．以前認めていた巨赤芽性貧血の所見は赤芽球島が増加しており，改善していた．以上から最終診断はびまん性大細胞型B細胞リンパ腫となった．PET-CTを施行したところ，骨，心臓を中心に広範囲に集積を認めた（図8）．経過中に認めた高度房室ブロックはリンパ腫の心臓浸潤によるものと考えられた．

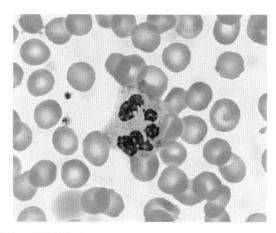

図7 ● 過分葉好中球
5分葉以上の白血球のことをいう．鉄欠乏でも稀に認めることがある．
提供：福島県立医科大学附属病院 検査部

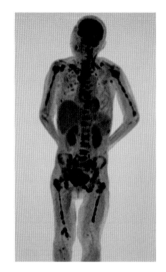

図8 ● PET-CT

　治療については血液内科と議論した．病期Ⅳの悪性リンパ腫で，年齢は若いものの，気管切開，人工呼吸器装着状態でPerformance statusは4であり，家族との話し合いの結果，積極的な治療ではなく緩和療法を行うこととなり，入院74日目に後方病院に転院となった．

今回の Learning Point

- 異型リンパ球，異常リンパ球を区別し，異常リンパ球がみられる場合は血液悪性腫瘍を想起する
- 白赤芽球症は見逃されていることが多いが，実はred flagであるため原因を考えることが重要である
- 目視は簡便でありきわめて有用な検査であるが，限界もあるため臨床検査技師と対話することも重要である

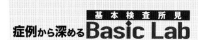

◆ 引用文献

1）Bain BJ：Diagnosis from the blood smear. N Engl J Med, 353：498-507, 2005（PMID：16079373）

2）「内科レジデントアトラス」（岡田 定, 他／編）, 医学書院, 2001

◆ 参考文献・参考図書

1）Rosenthal DS, et al：Evaluation of the peripheral blood smear. UpToDate, 2019

2）Benie T, et al：Nucleated RBCs — Significance in the Peripheral Blood Film. Lab Medicine, 31, 223-229, 2000

3）「血算の読み方・考え方」（岡田 定／著）, 医学書院, 2011

會田哲朗
Tetsuro Aita
所属：福島県立医科大学 総合内科
専門：総合内科

レジデントノート　Vol. 22　No. 6（7月号）2020　　　*1179*

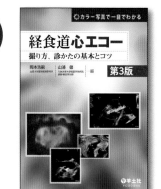

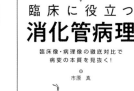
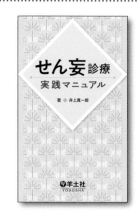

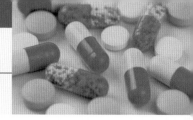

C型肝炎治療薬の正しい使い方
研修医でも押さえておくべきC型肝炎治療の肝ドコロ

木村昌倫，木村公則（東京都立駒込病院 肝臓内科）

◆薬の使い方のポイント・注意点◆

・非代償性肝硬変を含むすべてのC型肝炎症例が治療対象
・直接作用型抗ウイルス薬（direct-acting anti-viral：DAA）の経口内服が現在の主流
・HCVが排除された後でも，肝発癌に対するフォローアップが必要

1. はじめに

C型肝炎ウイルス（hepatitis C virus：HCV）は1989年に発見され，日本では現在100万〜150万人の感染者がいると推定されています．HCVに感染して慢性肝炎の状態が続くと肝線維化が進行し，最終的に肝硬変や肝細胞癌へと進展します．ですから，C型肝炎の治療目標は，HCVを排除して肝炎を鎮静化させ，肝発癌や肝疾患関連死を抑止することです．

C型肝炎の治療の歴史は1992年のインターフェロン（IFN）にはじまります．2011年から直接作用型抗ウイルス薬（direct-acting anti-viral：DAA）が登場し，現在ではIFNフリーのDAAが主流になっています．最近のトピックとしては，genotype 1〜6型に有効なpan-genotypeのDAAが登場したことと，非代償性肝硬変も治療可能になったことがあげられます．

2. C型肝炎の治療方針
1）治療対象症例とDAAの治療ターゲット領域

非代償性肝硬変を含むすべてのC型肝炎症例が治療の対象になります．特に，肝臓の炎症を反映するALT値が30 U/L超である症例，または肝線維化の程度を反映する血小板数が15万/μL未満と低下している症例は典型的な治療対象です．

HCV RNA上にはウイルス粒子に取り込まれないNS2，NS3，NS4A，NS4B，NS5A，NS5Bという非構造領域があります．このなかでDAAの治療ターゲットになっているのは，NS3/4A，NS5A，NS5B領域であり，それぞれプロテアーゼ活性，ウイルスゲノム複製複合体形成機能，RNA依存性RNAポリメラーゼ活性を有しています．これまでに認可されたDAAの分類と作用機序を図に記載しました．括弧がついている薬剤はすでに製造販売が中止されており，それら以外の薬剤が現在の臨床現場で用いられています．

2）DAAの使い分け

それでは，複数あるDAAをどのように使い分けていくのかをご紹介していきます．なお今回は誌面の都合と，ほとんどの症例ではDAAの初回治療でHCVを排除できることから，DAAの初回治療に絞って解説していきます．

❶ 慢性肝炎・代償性肝硬変の場合

まずは対象症例が，慢性肝炎・代償性肝硬変なのか，非代償性肝硬変なのかを判断します．慢性肝炎・代償性肝硬変の場合にはHCVの遺伝子型（genotype）によって使用できる薬剤が少し異なるため，まずはgenotypeを測定します．頻度はgenotype 1b型が約70 ％，genotype 2a型が約20 ％，genotype 2b型が約10 ％です．よって，genotype 1型と2型について治療方針を押さえておけば，ほぼすべてのHCV症例に対応できます．ただし，genotypeの測定は保険適用外であり，serotypeと呼ばれる群別血清診断が保険適用となります．serotype 1はgenotype 1型（多くが1b型）に相当し，一致率が高いです．一方，serotype 2はgenotype 2a型もしくは2b

型に相当しますが，一致率はやや低いです．ですから，serotype 2 と判断された場合には，genotype を測定することが望ましいです．

genotype 1 型の場合には，レジパスビル / ソホスブビル配合錠，エルバスビルとグラゾプレビル併用，グレカプレビル / ピブレンタスビル配合錠の3種類の治療法があります．一方，genotype 2 型の場合には，レジパスビル / ソホスブビル配合錠，グレカプレビ

ル / ピブレンタスビル配合錠，ソホスブビルとリバビリン併用の3種類の治療法があります．

❷ 非代償性肝硬変の場合

次に非代償性肝硬変の場合には，genotype にかかわらずソホスブビル / ベルパタスビル配合錠の一択になります．ただし，肝予備能を表すChild-Pugh 分類（**表**）でスコア13〜15点の症例に対する安全

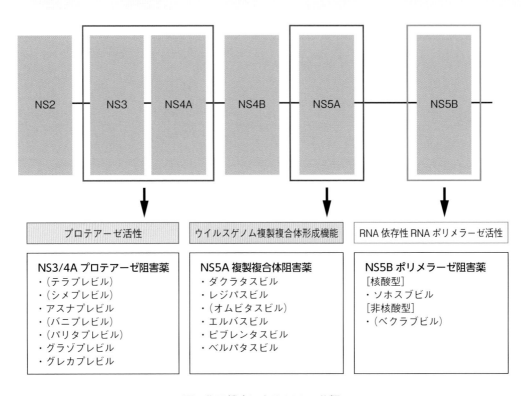

図　作用機序によるDAAの分類
（ ）は販売中止となった薬剤．

表　Child-Pugh 分類

	1点	2点	3点
肝性脳症	なし	軽度	時に昏睡
腹水	なし	少量	中等量
血清総ビリルビン値（mg/dL）	< 2.0	2.0〜3.0	> 3.0
血清アルブミン（g/dL）	> 3.5	2.8〜3.5	< 2.8
プロトロンビン時間（%）	> 70	40〜70	< 40

合計点	5〜6点	Child-Pugh A
	7〜9点	Child-Pugh B
	10〜15点	Child-Pugh C

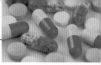

性の検証が十分になされていないため，投与は肝臓専門医によって決定されることが望ましいです．それでは以下に具体的な症例を提示していきます．

3. 実際の処方例

> ### 症例1
> 現病歴：84歳男性．倦怠感を主訴にはじめて来院．30年前に輸血歴あり．
> 検査所見：WBC 4,500/μL，Hb 12.6 g/dL，PLT 14万/μL，Alb 3.8 g/dL，BUN 21 mg/dL，Cr 0.8 mg/dL，T-Bil 1.2 mg/dL，AST 75 IU/L，ALT 123 IU/L，ALP 230 IU/L，LDH 173 IU/L，γ-GTP 65 IU/L，CRP 0.3 mg/dL，プロトロンビン活性値84％，HCV抗体陽性，serotype 1.HCV RNA 3.6 Log IU/mL．身体所見上は肝性脳症なし．腹部超音波検査で異常所見なし．

C型肝炎では，「高齢（65歳超）」「線維化進展例」「男性」が肝発癌に対する独立した危険因子です．これらの危険因子を多くもつ症例は発癌リスクが高いため，可及的すみやかに抗ウイルス療法の導入を検討する必要があります．本症例も発癌リスクが高く，早急な治療開始が望まれます．次にserotype 1であることから，genotype 1型であると考えられますが，できればgenotypeを測定してください．genotype 1型のIFNフリーのDAAとしては，① レジパスビル/ソホスブビル配合錠（ハーボニー®），② エルバスビル（エレルサ®）とグラゾプレビル（グラジナ®）併用，③ グレカプレビル/ピブレンタスビル配合錠（マヴィレット®）があります．各々の薬剤について簡単に説明します．

1）レジパスビル/ソホスブビル配合錠（ハーボニー®）

ソホスブビルは，RNAが複製する際にウイルス遺伝子に取り込まれてRNA伸長反応を止める核酸型のNS5Bポリメラーゼ阻害薬です．主に腎臓で代謝されることから，重度の腎機能障害（eGFR＜30 mL/分/1.73 m²），または透析を必要とする腎不全の患者に対する投与は禁忌です．レジパスビルはNS5A複製複合体阻害薬であり，HCVの増殖抑制作用が非常に強いです．

レジパスビル/ソホスブビル配合錠はgenotype 1型

と2型のC型慢性肝炎・代償性肝硬変症例に対して保険適用されています．主な副作用としては，鼻咽頭炎，頭痛，全身倦怠感があります．

> 【処方例】
> ・レジパスビル/ソホスブビル配合錠（ハーボニー®）：1回1錠（レジパスビルとして90 mg，およびソホスブビルとして400 mg）1日1回

2）エルバスビル（エレルサ®）とグラゾプレビル（グラジナ®）併用

エルバスビルはNS5A複製複合体阻害薬であり，グラゾプレビルはNS3/4A プロテアーゼ阻害薬です．エルバスビルはCYP3Aの基質で，グラゾプレビルはCYP3AやOATP1Bの基質であるため，CYP3A誘導薬との併用により血中濃度が低下したり，OATP1B阻害薬との併用により血中濃度が上昇したりする恐れがあります．そのため，これらの薬剤との併用は避けましょう．genotype 1型のC型慢性肝炎・代償性肝硬変症例に対して保険適用されています．

> 【処方例】
> ・エルバスビル（エレルサ®）：1回50 mg 1日1回，投与期間は12週間
> グラゾプレビル（グラジナ®）：1回100 mg 1日1回，投与期間は12週間

3）グレカプレビル/ピブレンタスビル配合錠（マヴィレット®）

グレカプレビルはNS3/4A プロテアーゼ阻害薬で，ピブレンタスビルはNS5A複製複合体阻害薬です．グレカプレビル/ピブレンタスビル配合錠の特筆すべき点は，genotype 1～6型のすべてに対して強力な抗ウイルス活性を示し，薬剤耐性を獲得しにくく，また慢性肝炎であれば治療期間が8週間と従来のDAAよりも治療期間が短くてすむことです．注意すべきは，血中濃度に影響を与える一部の抗HIV薬〔アタザナビル（レイアタッツ®）〕や抗結核薬〔リファンピシン（リファジン®）〕，代謝系薬〔アトルバスタチン（リピトール®），アムロジピン/アトルバスタチン（アマルエット®）など〕が併用禁忌になる点です．

【処方例】

- ・グレカプレビル/ピブレンタスビル配合錠（マヴィレット®）：1回3錠（グレカプレビルとして300 mg，およびピブレンタスビルとして120 mg）1日1回，投与期間は慢性肝炎では8週間，代償性肝硬変では12週間

4. HIV共感染の処方例

それでは，次に応用編としてHIV共感染例について考えてみましょう．

日本におけるHIV感染者の約20％がHCVに重複感染しています．また慢性C型肝炎の症例をHIV共感染例とHIV非感染例で比較すると，HIV共感染例の方が肝線維化の進展が速く，肝硬変に至る期間が短いです．そのため，実臨床においても十分に遭遇しうる症例だと思います．

症例2
現病歴：67歳の男性．HIV感染症で感染症科に通院中．血液検査でC型肝炎が疑われて紹介された．
検査所見：WBC 4,500/μL，Hb 8.8 g/dL，PLT 16万/μL，Alb 3.9 g/dL，BUN 25 mg/dL，Cr 0.7 mg/dL，T-Bil 1.4 mg/dL，AST 44 IU/L，ALT 55 IU/L，ALP 234 IU/L，LDH 198 IU/L，γ-GTP 52 IU/L，CRP 0.4 mg/dL，プロトロンビン活性値72％，HCV抗体陽性，genotype 2a型，HCV RNA 5.6 Log IU/mL．CT検査では腫瘍性病変なし．

HIV共感染例に対しても，IFNフリーDAAが治療の第一選択です．ただし，**DAAと一部の抗HIV薬の組合わせはDAAの血中濃度に影響を及ぼすので，必ず薬物相互作用を確認するようにしてください**．まずこの患者はgenotype 2a型なので，レジパスビル/ソホスブビル配合錠，グレカプレビル/ピブレンタスビル配合錠，ソホスブビルとリバビリン併用の3種類の治療法があります．レジパスビル/ソホスブビル配合錠，グレカプレビル/ピブレンタスビル配合錠は症例1で述べているので，ここではソホスブビルとリバビリンの併用について述べます．ソホスブビルは，前述の通り核酸型のNS5Bポリメラーゼ阻害薬です．主に腎臓で代謝されることから，**重度の腎機能障害（eGFR＜30 mL/分/1.73 m²）または**

透析を必要とする腎不全の患者に対する投与は禁忌です．リバビリン（レベトール®，コペガス®）との併用療法がgenotype 2型のC型慢性肝炎・代償性肝硬変症例に対して保険適用されています．リバビリンは，動物実験で催奇形性作用や母乳への移行を認めたことから，**妊婦または妊娠している可能性のある婦人への投与が禁忌であり，授乳中の婦人には投与を避けることが望ましいです**．主な副作用としては，鼻咽頭炎，貧血，高ビリルビン血症があります．本症例は貧血もあることから，できればリバビリンの使用は慎重に行いたいです．

【処方例】

- ・ソホスブビル（ソバルディ®）1回400 mg 1日1回，投与期間は12週間
- ・リバビリン（レベトール®，コペガス®）1日2回，
  体重60kg以下：朝食後200 mg・夕食後400 mg，
  体重60〜80 kg：朝食後400 mg・夕食後400 mg，
  体重80 kg超：朝食後400 mg・夕食後600 mg
  投与期間は12週間

5. おわりに

DAAによってHCVが排除された後でも肝発癌が起こりうることから，治療後も定期的に肝発癌に対するフォローアップを行う必要があります．

参考文献

1) 日本肝臓学会：C型肝炎治療ガイドライン（第7版）．2019
   http://www.jsh.or.jp/medical/guidelines/jsh_guidlines/hepatitis_c
2) 小池和彦：HIV感染症に合併する肝疾患に関する研究 平成16年度 総括・分担研究報告書（厚生労働科学研究費補助金エイズ対策研究事業）．2005

【著者プロフィール】
木村昌倫（Masamichi Kimura）
東京都立駒込病院 肝臓内科

木村公則（Kiminori Kimura）
東京都立駒込病院 肝臓内科

こんなにも面白い医学の世界

からだのトリビア教えます

へぇ そうなんだー

中尾篤典
（岡山大学医学部 救命救急・災害医学）

第70回 新型コロナウイルス感染症で嗅覚・味覚障害はなぜ起こる？

　新型コロナウイルス感染症（以下，COVID-19）の患者さんが，嗅覚障害・味覚障害を訴えることが注目されています．もちろん，これらの症状は亜鉛などの欠乏や薬剤性にもみられますが，今回は新型コロナウイルスがどのようにこれらの症状を引き起こすか，に注目したいと思います．

　ヨーロッパの耳鼻科医たちの報告では，中等症以下のCOVID-19患者さん417名のうち，86.7％に嗅覚障害，88.8％に味覚障害がみられたそうです．患者さんのうち11％の人の初発症状が嗅覚障害であり，COVID-19の治療後73％が8日以内に，97％が14日以内にこれらの症状が改善しています[1]．このほかにも，韓国やイタリア，アメリカ合衆国からも同様の報告があり，COVID-19に高率で嗅覚・味覚障害が表れるのは確かな事実のようです[2]．

　嗅覚・味覚障害のメカニズムですが，最も有力な説はウイルスによる直接的な神経細胞の障害といわれています[3]．コロナウイルスは一般的に鼻の中の嗅上皮から神経軸索を伝って脳内に入り，神経性の嗅覚・味覚障害を起こすことが知られています．しかし，神経細胞の障害が原因にしては，COVID-19でみられる嗅覚・味覚障害は回復が少し早すぎる気がします．その理由に，視覚や聴覚・平衡覚などの感覚上皮の神経細胞数は年齢とともに減少していきますが，嗅上皮と味蕾は生涯ターンオーバーをくり返し，数週間ごとに新しい感覚上皮に更新されることがあげられます．目や耳は悪くなる一方なのに，味覚や嗅覚が年齢とともに研ぎ澄まされていくのはこのためです．

　今回のCOVID-19でみられる嗅覚・味覚障害は，神経細胞のターンオーバーによって回復するにしては回復が早いため，ウイルスによる直接的な神経細胞のダメージによって起こると考えるよりも，神経周囲の細胞の炎症によって間接的に嗅覚・味覚の低下が起こると考えた方が臨床経過とも一致するため自然だ，という説もあります．

　この，にわかに注目された嗅覚・味覚障害ですが，耳鼻咽喉科の先生にとってはあまり珍しいものではなく，ウイルス性の急性上気道炎後に遷延する嗅覚・味覚障害は，よく経験する臨床症状だそうです．未知の感染症で，皆さんの生活も研修もスムーズではないかと思いますが，この経験は必ず将来，医師として役に立つことは間違いありません．力を合わせて乗り切りましょう．

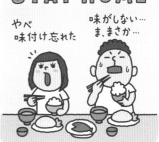

文献

1) Lechien JR, et al：Olfactory and gustatory dysfunctions as a clinical presentation of mild-to-moderate forms of the coronavirus disease (COVID-19)：a multicenter European study. Eur Arch Otorhinolaryngol, 2020（PMID：32253535）
2) Gautier JF & Ravussin Y：A New Symptom of COVID-19：Loss of Taste and Smell. Obesity, 28：848, 2020（PMID：32237199）
3) Li YC, et al：The neuroinvasive potential of SARS-CoV2 may play a role in the respiratory failure of COVID-19 patients. J Med Virol, 2020（PMID：32104915）

Hifumi Toru
一二三 亨
聖路加国際病院　救急部・救命救急センター

第6回
論文の書き方

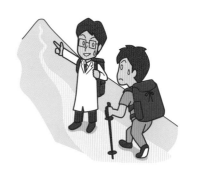

はじめに

　研修医の皆さんは，論文を書く必要なんてあるの？ あるとすればなぜ？？ と感じることがあるかと思います．

　ところで皆さんはほんの1〜2年間の臨床経験でも，**教科書に書いていることや上級医の先生がいうことよりも自分の方が正しかった**，という経験をすでにおもちなのではないでしょうか？ また日常診療において，ちょっとした"**気づき**"がたくさんあったり，たくさんの"**なぜ**"を抱えてたりするのではないでしょうか？ その"**なぜ**"のなかにはいくら調べても答えが見つかっていないこともあることと思います．これらは**すべて，論文を自分で書いて報告しない限り，根本的な解決には至りません**．もし，自分だけがその答えにたどり着いたとしても，論文を書いて報告しなければ，多くの患者さんを救うことはできませんよね．今まで誰もわかっていなかったことを解決する，それによって今後の医療に大きく貢献できる，って素晴らしいことではないでしょうか？

　論文のための論文ではなく，あくまでも日常臨床での疑問を解決することがアカデミアであり，その手段として論文を書くことがあります．

書くための準備

　論文を書くことは山登りやマラソンに例えられます．つまり，相当の時間と労力を費やすというわけです．**研修医の先生一人では無理なので，まずは指導者を探しましょう**〔詳細は第2回（2020年3月号）を参照してください〕．私の経験からは，研修医の先生方の"気づき"や"なぜ"はどれも素晴らしいものばかりで誌上報告する価値があると思います（この部分を否定されると，どうしようもありませんね…）．一方で論文となると**統計解析に耐えられるか**，というのが大きなポイントとなりますが，雑誌のレベルに欲を出さなければ，**単施設後ろ向き解析でも十分論文化は可能**です．この方法論だと上級医の先生から「このN数（患者数）では無理だろ…」といわれることがあるかもしれませんが，**研究課題にきちんと価値（新規性などの意**

義) を見出すことができれば，論文化できると思います．注意点としては，**過去の論文を十分に調べないで，この研究は今まで報告されていないから価値がある，と主張するのは無理があります**〔詳しくは第3回 (2020年4月号) のPubmed検索法をご参照ください〕．この点は論文を書くうえでの大前提となりますので，上級医とともに十分調べておくことが大切です．

論文には書く順番あり

　論文は人によって書く順番があります．

　私の場合は① **図表(Figure, Table)** ② **結果(Results)** ③ **方法(Method)** ④ **背景(Introduction)** ⑤ **考察(Discussion)** ⑥ **要旨(Abstract)** の順番 (図1) です．論文の書き方を解説している書籍によっては④ 背景 ⑤ 考察の順が逆になっているものも多いと思いますが，最近の論文では背景が非常に重要なので，このパートを私は優先しています．

パートごとに書く

　順番が決まったら，**パートごとに書いていく**ことが重要です．メーカーなどで製品をつくる流れと同じですね．完成品を社長にもっていっても直しようがないので，試作段階から意見を聞きながら修正していきます．よくあるのが，はじめて論文を書く先生から「論文書いたのでみてください」と頼まれるケースです．私からすると，骨組みがおかしいのでゼロから書き直した方がいいと思うこともあります．完成したものをチェックするとなるとそのような判断もしかたありません．つまり，パートごとに書いて，指導者のチェックを受けながら二人三脚でゴールまでたどり着くことが重要ということです．指導者もその都度指導した方がやりやすい，と思います．

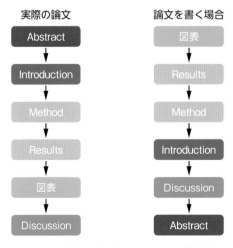

図1 ● 論文の構成とおすすめの執筆順

いきなり英語で書く

よくいきなり英語で書いた方がよいのか，日本語でまず書いてみてから英語に直した方がよいのか？ と相談されます．答えは，**いきなり英語で書いた方がよいです**．なぜなら，日本語ははっきりと物事を言うのが苦手な言語なので，ぼんやりと文章を書く（深みをもたす）のには向いていますが，科学論文は簡潔，かつはっきりとした記述が求められるため英語の方が向いているからです．また**英語に慣れていないと，簡潔にしか書けない**ので，結果的にプラスとなります！ これは帰国子女の先生と一緒に論文を書いたときに感じたのですが，英語がNativeの人はどうしても表現が冗長になってしまい，簡潔ではっきりとした表現ができません．

また日本語で書く場合は，過去に報告されている英語論文を日本語で解釈したうえで日本語を用いて表現して，さらに英語に直すといったたくさんの作業工程が必要になり，多くの時間を割いてしまいますよね．

論文の種類（症例報告，レター，原著論文）は関係あるか？

臨床医であれば，まずは症例報告なのですが，実は本当に報告の価値がある症例というのは限られています．Annals of Emergency Medicineに書かれているcase reportの採用基準を図2にお示ししますが，かなり厳しいことがわかりますよね．

なので，**私は全く論文を書いたことがない先生にも原著論文の指導からはじめます**．もちろん，症例報告を準備している先生を止めることはありません．

Case Reports

Annals publishes very few case reports, and only those we regard as of unusual clinical importance. Cases must be brief descriptions of a previously undocumented disease process, a unique unreported manifestation or treatment of a known disease process, or unique unreported complications of treatment regimens.

図2 ● Annals of Emergency Medicineにおけるcase reportの採用基準
「Annalsはこれまでに報告されていない，新たな疾患過程や既知の疾患過程の特徴的な症状・治療法，治療レジメンの特徴的な合併症に関する臨床的に極めて重要な症例のみを掲載する」といったことが記されている．
文献1より引用．

論文の種類によってガイドラインの遵守が求められる

　観察研究，RCTなど論文の種類によって遵守する基準が異なります．表に記載しましたので，まずこれらをチェックしてください．**観察研究**の場合には"Strengthening the Reporting of Observational studies in Epidemiology（**STROBE**）声明[2]"にチェックリストが載っています．同様に，**RCT**の場合にはTrials（**CONSORT**）声明[3]によるチェックリストを，**システマティックレビューおよびメタアナリシス**においてはPreferred Reporting Items for Systematic Reviews and Meta–analyses Statement（**PRISMA**）声明[4]によるチェックリストを確認してください．詳細に書かれていますので，それに準拠して論文を書いていくことが肝要です．

実際に書く

① 図表を書く

　医学論文といっても（医学）雑誌に掲載されている記事ですよね．また，われわれが一般誌を読むときにまず目が行くのは写真やきれいな図だと思います．なので医学論文でもきれいな解析結果をもとにした図表が最も大切です．研修医の先生方は，「有名な雑誌の図表はきれいだな…，よくこんな結果が出ているなぁ」と思ったことがあるかもしれませんがこれはよくある勘違いです．論文の著者たちは**きれいな結果を出すために多くの汗をかいてさまざまな解析を行ってから，一番よいだろうと思われる図表を投稿している**わけです．なので，解析には十分なエネルギーを費やしましょう．簡単に解析し終わって，論文を書くことに多くの時間を費やしていることがよくありますが，解析に9割くらいの時間を費やして，書くのはただのアウトプットとしてサッとできるようになるとかなり上級レベルといえます．

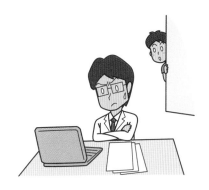

　図表作成の基本はAnnals of Internal Medicineという雑誌のInformation for Authors– General Statistical Guidance[5]に記載されていますので参考にしてください．これは次の「Resultsを書く」にも関連します．

表 ● 研究における論文作成ルール

論文の種類	論文作成ルール
観察研究	STROBE
RCT	CONSORT
Systematic Review	PRISMA

② Results を書く

この部分は過去の報告を参考にして，常に読者を意識しながら書きましょう．一番苦労した解析や図が重要なのではありません，最もインパクトのある目玉の Results が重要ですね．

③ Methods を書く

この Methods の部分も過去の報告を参考にして，再現性を意識しながら丁寧に書きましょう．**定義**なんかは重要ですね．

④ Introduction を書く

Introduction の基本構造は**3段落構成**です．1段落目に研究の**重要性やインパクト**（どれくらい大切なことなのか），2段落目に研究の**意義**（何が明らかになっていて，何が明らかにされていないのか），3段落目に研究の**目的**（何を明らかにしたいか）を**はっきりと**書きます．くどくど説明するよりも簡潔に書く方が絶対よいです．

この Introduction が簡潔かつ明確に書けていれば，よい論文になるでしょう．

⑤ Discussion を書く

1段落目には**研究のまとめ**が**必ず**書かれています（忙しいときはまずこの部分を読みましょう）．2段落目は通常，過去の論文との**比較**が行われます．その後，3段落目はその結果に至る**病態生理・機序・原因・理由**，4段落目は臨床応用（**Clinical implementation**）となり，最後の5段落目は **Limitation** となります．

よく論文の指導をしていると，「考察に何を書いたらいいのかわからない」とか「Introduction とどう違うかわからない」と質問を受けます．ただ，前述のような順番で書いて行くと，自ずと考察に膨らみが出てきて，しっかりとした文章を書くことができます．また考察を書きながら，追加の解析を加えてもよいでしょう．原則論としては解析をすべて済ませてから論文を書きたいのですが，実際は考察をしながら追加解析を行うこともよくあると思います．

⑥ Abstract を書く

実際に論文を書いていると，Abstract にたどり着くころにはもうパワーが残っていない，と思います．なので指導者としては，この部分はすべて書き直すくらいのつもりでいます．Non-native の人間にとって難しいのが語数の制限です．雑誌によって 200 〜 350 words と制限はさまざまで，短い方が苦労します．慣れない場合は語数を気にして，必要な情報もどんどん削除してしまうことがあるので，できれば少し多めの語数で執筆しておいて英文校正などの際に調整してもらう，という方法でもよいかもしれませんね．

論文の読み方，論文構成のルールから見えてきたこと

読むときに注意した方がいいところ（**必ず読まないといけないところ**）は… ① Introduction の一番最後の段落＋② Discussion の一番最初の段落でしたよね．その次に Abstract を読んで，あとは**結果の図表**を眺めてみてください．

いいですか…．忙しい研修医生活でも，これくらいであれば今日から論文を読めると思いま

す，と書きました〔第5回（2020年6月号）をご参照ください〕．なので逆に論文を書くときは，図表，Abstract，Introductionの一番最後の段落，Discussionの一番最初の段落は忙しい研修医でも理解できるように100％の力を注ぐ必要があります．特にAbstractはエネルギーが残っていなくて，テキトーに書いて来る場面に遭遇しますが，最も大切な要素の1つなので最後の力を振り絞って書いてくださいね．

今回のまとめ

- まずは書いてみてそれから徐々に改善していきましょう
- 論文は書く順番を決めて，パートごとに執筆と修正をしよう
- 図表，Abstract，Introductionの一番最後の段落，Discussionの一番最初の段落には100％の力を注ごう

文　献

1）What Categories of Articles Does Annals Publish?.
　　https://www.annemergmed.com/content/categories
2）STROBE Statement.
　　https://strobe-statement.org/index.php?id=strobe-home
3）The CONSORT Statement.
　　http://www.consort-statement.org/
4）PRISMA.
　　http://www.prisma-statement.org/
5）Information for Authors – General Statistical Guidance.
　　https://annals.org/aim/pages/author-information-statistics-only

一二三　亨
聖路加国際病院 救急部・救命救急センター
普段の臨床で多くの疑問があると思います．
それを解決できる手段がアカデミアです．

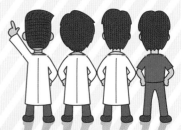

救急診療・研修生活の お悩み相談室

Dr.志賀と3人の若手医師:カルテットがサポートします!

監修 志賀　隆　執筆者 竹内慎哉, 千葉拓世, 東　秀律

第8回　急変対応のコツってありますか?

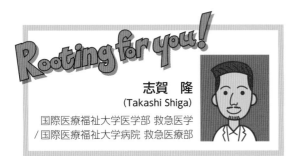

志賀　隆
(Takashi Shiga)

国際医療福祉大学医学部 救急医学
/国際医療福祉大学病院 救急医療部

あなたならどうする?

　既往のない35歳男性Aさんが運ばれた. 主訴は左側腹部痛だった. 数日前から嘔気と下痢があり, あまり食事ができてないとのことである. 体温37.3℃, 脈拍数98回/分, 血圧120/80 mmHg, SpO_2 98 %(室内気), 呼吸数14回/分, 左のCVA(costovertebral angle:肋骨脊柱角)叩打痛あり. 超音波では水腎ははっきりしない. 採血と採尿の後に尿路結石を評価するために腹部単純CT撮影へ患者さんは移動した.

Bさん:先生! 先生!

　放射線技師のBさんが, 診察室でカルテを書くあなたを大きな声で呼びにきた.

　すると, CT室で患者さんが**強直間代性痙攣**をしていた. CT室に入って抜けそうな点滴ラインを抑えたところ, 呼吸が止まった. みるみるチアノーゼで患者さんが土色になっていく.

あなた:(頭が真っ白になりそうだ)

とっさに脈を確認すると頸動脈がふれない.

あなた:看護師さんは補助換気をして! 僕は胸骨圧迫をする! 技師さんはコードブルーを要請して!

　大声で叫びながら必死で胸骨圧迫をする.

　救急外来で働いていると患者さんの急変に遭遇します. 呼吸数などのバイタルサインで急変を予想して未然に防げることもありますが, 目の前で予想を超えた変化を起こすこともあります. そんなときには,

　　　　　「ABCDE IOM RUSH」

と語呂を唱えてください.

ABCDE

A	Airway	:気道
B	Breathing	:呼吸
C	Circulation	:循環
D	Dysfunction of CNS	:神経
E	ECG	:心電図

です. 医学部で習ったABCにDEを付けます. 覚えるのにそんなに苦労はしないですよね.

　Aの気道確保の際, 複数人いる場合には「二人法での対応」をお勧めします. なぜなら, 下顎挙上などによる気道確保は「1名は両手で気道を確保し, もう1名がマスクで換気をする」方が確実な換気ができるからです[1].

　Bの評価では**呼吸数**を大事にしましょう. 頻呼吸の患者さんの呼吸数を注意深く見る癖を普段からもって

いると患者さんが来院したり，診察室に入ってきたりした時点で「何かがおかしい？」「頻呼吸だ！」「努力様呼吸だ！」とわかるようになります．20回/分を超えるとなると，その後に急変するリスクが上がります．そしてSpO2ですね．心筋梗塞の際には94％あれば酸素の必要性はないですが，90％を切るようであれば酸素吸入が必要です．血圧が保たれていれば坐位や半坐位の方がSpO2はあがります．

Cに関しては，低血圧がある場合には20G以上の太さの末梢静脈路を2つは確保することが望ましいです．

Dでは，これらの後に瞳孔不同やグラスゴーコーマスケール（GCS）の確認ですね．GCSが8点以下の場合や来院時から2点以上の変化がある場合には，気管挿管の必要性がでてきます．

Eはポータブル心電計があれば，心電図で心筋梗塞や不整脈についての評価をしましょう．

IOM

そしてIOMです．Institute of Medicineではなくて，

IV	Intravenous line：静脈路
O2	Oxygen：酸素
M	Monitor：モニター

になります．急変対応において薬剤投与は非常に重要なので静脈路を確保します．なかなかとれないことも多いため人手がいれば，左右から確保することをおすすめします．またどうしても難しい場合には，骨髄穿刺ドリルを使用して骨髄から輸液する方法も選択肢のひとつです．

低酸素の患者さんで酸素投与をする場合にはリザーバーマスクの使用をお勧めします．重症の患者さんの場合には酸素投与後に気管挿管に移行することが多いです．その際にリザーバーマスクで酸素化を行っておくと，低酸素までの時間を長くすることができます．急変の際にマスクはついていたものの，酸素ボンベや配管につながっていなかったという事例も散見されるので注意が必要です．リザーバーマスクは酸素が流れていないと膨らまないので酸素の未供給も察知可能です．

RUSH

さらに，診断のために超音波検査を行います．皆さんご存知のショック患者を評価する際のPump，Tank，PipesをみるRUSHプロトコルです[2]．

Pumpでは心収縮能，心室・心房のサイズ，血栓，右室負荷，心嚢液などをみます．

Tankでは下大静脈（inferior vena cava：IVC）や内頸静脈の平坦化，もしくは拡大，胸水，腹水などをみます．

Pipesでは大動脈瘤・大動脈解離，DVT（deep vein thrombosis：深部静脈血栓症）などをみます．

これらを数分内で行うことによって，循環血液量減少性ショック（hypovolemic shock），血液分布異常性ショック（distributive shock），心原性ショック（cardiogenic shock），心外閉塞・拘束性ショック（obstructive shock）の4つに分類されるショックのうちどれかを確定し，迅速に治療に移ることができます．

さらに「デキレジ」になりたい先生には

急変対応は危機管理です．危機管理の専門家は準備と実行の重要性について，比率を使って説明しています．重要度は8（準備）：2（実行）という比率です．「でもリーダー役とかやったことないし，急変はその場にならないとわからないじゃないですか？」という意見もあるかもしれません．確かに，一理あるのですが，そんなときにはぜひシミュレーションコースを受けていただければと思います．身近なものとしては日本救急医学会の心肺蘇生のコースであるICLSがありますね．これは「突然の心停止に対する最初の10分間の対応と適切なチーム蘇生」の能力を獲得することが目標になっています．多くの場合，一日でプロバイダーの資格が取得できるのでお勧めです．

このICLSでもチームでのアプローチが強調されますが，急変対応におけるチームの在り方についてさらに学びたい方にはTEAM STEPPSを学ばれることをお勧めします．TEAM STEPPSでは具体的に以下の項目の習得を目指します[3]．

・共通のゴール
・リーダーシップ
・役割分担
・状況モニタリング
・相互支援
・効果的なコミュニケーション

急変対応はリーダーの能力に目がいきがちです．でも実際はリーダーだけでなく，チームに提案をしたり役割を果たしてくれたりするフォロワーもとても大事です．シミュレーションなどで訓練をくり返すことによって，チームとしての集合知が高まっていきます．そうすれば，心肺蘇生の際には看護師さんが「背板を入れます！」とチームに自発的に提案をしてくれるようになります．酸素化が悪かった場合にも，落ち着いてDOPE（Displacement, Obstruction, Pneumo-thorax, Equipment failure）に基づいてチェックをしてくれるでしょう．

　個人の知識・技術の向上はもちろんのこと，部門やチームでの急変対応について考えてトレーニングをしておくと，いざというとき混乱せずに円滑に動くことができるようになります．

文 献

1）Fei M, et al：Comparison of effectiveness of two commonly used two-handed mask ventilation techniques on unconscious apnoeic obese adults. Br J Anaesth, 118：618-624, 2017（PMID：28403406）

2）Perera P, et al：The RUSH exam：Rapid Ultrasound in SHock in the evaluation of the critically lll. Emerg Med Clin North Am, 28：29-56, 2010（PMID：19945597）

3）AHRQ TeamSTEPPS®：
https://www.ahrq.gov/teamstepps/index.html

お悩み募集 読者の皆さんも，救急診療・研修生活のお悩みをカルテットに相談してみませんか？
投稿はこちらまで：rnote@yodosha.co.jp（ご意見・ご感想でもOKです）

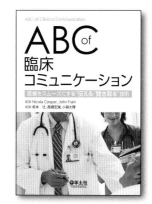
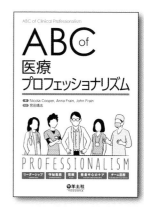
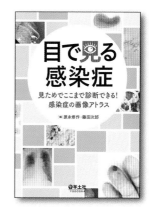

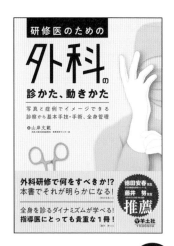
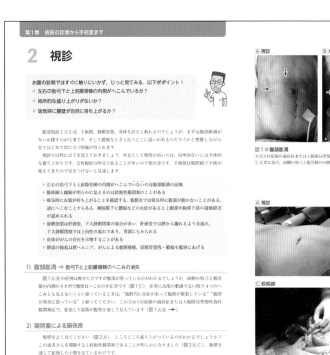
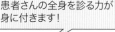
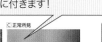
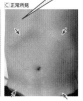
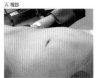

研修医は読まないで下さい!?

研修医はこの稿を読んではいけません.
ここは研修医を脱皮？した医師が, 研修医を指導するときの参考のため
に読むコーナーです. 研修医が読んじゃうと上級医が困るでしょ！

動くとめまいがするんです
めまいPart3 ～患者は嘘をつく～

福井大学医学部附属病院総合診療部　林　寛之

回転性めまいは "どれくらいで治るか" がカギとなる

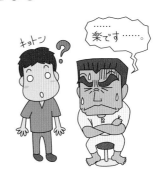

　動くとめまいがするんです. じっとしている方が楽です.
じゃ, BPPV…なんていい加減な診断をしてはいないかな？
確かにBPPVは頻度が一番多いけど, そうじゃなかったら,
「内耳性めまい」なんて曖昧な病名を付けて, 泳がせておけ
というのでは, なんとも情けない. 患者の訴えが「めまい」
の際には決して鵜呑みにしてはいけない. 結構つらいとな
んでも「はい」と, いい加減な訴えになってしまうんだよ
ねぇ. 何がポイントかを意識しながら診察すると「めまい」
の謎解き診療が楽しくなってくるはず. 患者さんは必ずし
も医療者の気に入るような病歴のプレゼンをしてくれるわけではないんだよ. 豊かな想像力で患
者さんの真意を紐解いていこう. 妻の機嫌をうかがい知るのと同じくらい難しいけど, うまくあ
たったらホラ, バラ色の人生が待っている…はず.

患者C　52歳　男性　　　　　　　　　　　　　　　　　　　前庭神経炎

　　　朝からの急性発症のめまいを主訴に患者Cが救急外来を受診してきた. バイタルサインは
安定していた. 研修医Kが診察し, 上級医にコンサルトしてきた.
　　「動くと回転性のめまいが起こり, じっとしてると1分以内に治まるっていうので, BPPV
（benign paroxysmal positional vertigo：良性発作性頭位めまい症）でいいと思うんです.
Dix-Hallpikeテストしてもイマイチで, とりあえずEpley法したんですがすっきり治らない
んですよねぇ. あ, 眼振ですか. 微妙にあるような気がします」
　　上級医Hは診察室に入るなり「あ, これBPPVじゃないよ」と言った. タイミング悪く,
じっと目をつぶっている患者Cがいきなり嘔吐して, 着替えたばかりの研修医Kの白衣はゲ
ロまみれになってしまった（白衣着替えのアルアル事象）.

研修医K

　「え？ ひと目見ただけでBPPVじゃないですって？ でもじっとしてると楽になるって言ってたんで
　　すよ…え？ 目は確かにつぶってますけど, それって関係あるんですか？」

「動くとめまいがして…じっとしてると楽なんです」に騙されるな

1) Dr. 林の「BPPVキョトンの法則」

　診察室に入るなり，「こりゃBPPVじゃないよ」と言われた研修医K君．君がキョトンとしてどうするの？ 内耳性めまいであろうが，中枢性めまいであろうが「動くと悪化，じっとしていると楽になる」と訴える人は多い．だって医者がそう聞くんだもの．動けばめまいが誘発されて圧倒的につらいので，じっとしているときは相対的に楽になっているだけであって，めまいが完全に治まっているわけではない場合もあるんだ．それなのについ誘導尋問に誘われて，「今は楽になった」と答える患者が本当に多いことを，優秀な上級医（とチコちゃん：NHK）は知っています．「今は楽です」と患者さんが言っても，その表情をしっかり伺い，本当かどうかを読み解く臨床力が必要なんだ．妻が「別に怒ってないよ」と言っても，その表情を読み解き，「こりゃまずい」と敏感に察知するあなたならそれはできるはず．

　BPPVはリンパ液の中の細かい砂が動いて回転性めまいが出るので，じっとしていれば30秒ほどで砂が沈殿し，完全に平常に戻ってしまう．「いったい，今のは何だったんだ．びっくりしたぁ」となんともはや元気そうな顔でキョトンとしているという印象なのがBPPVの特徴なんだ（Dr. 林のBPPVキョトンの法則）．したがって安静時には実にいい顔色（図1A）．**じっとしていれば耳石は動かないので，絶対に眼振が出ることはない．**研修医Kが「（安静時に診察して）少し眼振があるんですけど」なんて，言ってるそばからBPPVは否定できてしまうのだ．安静時には眼振も何もなく，ふつうの人なのがBPPVなんだから．

　一方，前庭神経炎や中枢性めまいなどめまいが持続している場合は，もちろん体動時にはひどい回転性めまいが出るが，安静にしていてもどことなく胸のムカムカ（嘔気）が残るものなんだ．**「（動いたときと比べて）じっとしてると楽なんです」と患者が言っても，目をつむってじっと耐えているような場合は，まだ回転性めまいが持続していると考えないといけない**（図1B）．目を開けていると，眼振が残るためつらく，安静にしていても，たまにウッと嘔吐することがある．BPPVでは，安静にしているときに嘔吐するはずがないのだ．

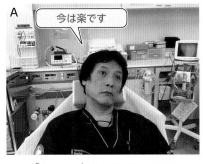
「キョトン」としている→BPPV

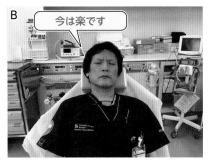
ホントに楽なの？→目をつむってじっと
耐えている．めまいが持続していると考える

図1　Dr. 林のBPPVキョトンの法則

2) 本当に回転性めまい？ …めまいの質は問わなくていい

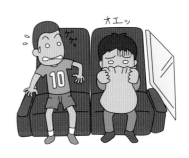

オエッ

「めまい」は患者でもよくわかっていないことが多い，めんどくせー（失礼！）主訴なんだ．思春期の子どもが「別に」「うん，わかった」「ふつー」とたった3〜5語くらいでしか親と会話しないようになって，いかに詳細な情報をとることが難しいか…これと一緒なんだ（ン？）．当直が重なり，学会発表も目前で，子どものサッカーの試合をすっぽかしてしまったら，ホラ「めまい」が出て

きたでしょ？ **患者の言う「めまい」は安易に「めまい」と判定しない**…これ鉄則．心筋梗塞でも「めまい」を訴えることがあり，これは心拍出量の減少によるものだ．異所性妊娠や熱発しているときもめまいが起こりうる．めまいの原因は，前失神によるものが50％，内耳性によるものが33％，中枢神経疾患によるものが11％の割合になる（Mayo Clin Proc, 83：765-775, 2008）．実は「めまい」患者の22％は，「めまい症」と症候名だけつけられて，きちんとした診断名がつけられていなかったという…実際，「めまい」の診断は難しいことがあるからねぇ．

「回転性めまい」が非常にわかりやすい場合は，比較的簡単．内耳性疾患か小脳・脳幹の中枢性疾患を鑑別していけばいい．「回転性めまい」では決して意識は飛ばない〔一過性脳虚血発作（TIA）は例外〕．

「回転性めまい」も必ずしも回転するとは限らない．遠足でバスに乗っていると，車酔いでオエッと嘔吐しちゃうでしょ？ あれはまさしく目から入る情報と体の揺れが一致しないことで前庭神経がいじめられて起こる現象だ．決して回転はしないんだけど，これは「回転性めまい」に分類して診断治療しないといけない．**「車酔いや船酔いのようなめまいでないか」を確認するのはとても大事**だ．

めまいクリニックにおける回転性めまいの初診時の診断は，73％が良性内耳性疾患で27％は脳梗塞など中枢性疾患であった（Eur Neurol, 66：256-263, 2011）．そのうち44％はフォローアップで診断が変わり，半数以上が重篤な疾患から良性疾患へと変更された．一方，良性と判断されたもののうち7人に1人はより重篤な中枢性疾患であったと判明した．やっぱりフォローアップは大事だねぇ．この数値は神経内科のクリニックの話なので，通常のERでは重篤な中枢性疾患の頻度は5％程度と考えられる（Mayo Clin Proc, 87：1080-1088, 2012）．

古典的な「めまい」の鑑別法は，めまいの質から疾患を想定する方法．しかしながら，これは科学的ではないと指摘された（Acad Emerg Med, 20：1064-1066, 2013）．患者さんにめまいの質を聞いて，6分後に同じ質問をすると，50％以上の患者で違う答えになったというから，患者さんも「めまいの質？ 何それ？」ってくらいよくわかってないんだ（Mayo Clin Proc, 82：1329-1340, 2007）．**前失神**なのか，**回転性**なのか，**浮動性**なのかなんて質にこだわり過ぎるのはもうやめよう．

むしろ ① Timing（発症様式），② Trigger（誘発因子），③ Associated symptom（随伴症状）の組み合わせで攻めた方がいい．Timingは発症様式のほか，持続時間，症状の進行などをさす．

患者の訴える「めまい」の質で診断するというのではなく，網羅的に疾患を想定しながら，どの疾患のタイプの「めまい」があてはまるかを，医療者が能動的にしらみつぶしに聞いてい

表1 「めまい」の鑑別：Timing ＋ Trigger ＋ Associated symptom

診断名	Timing （発症様式）	Trigger （誘発因子）	Associated Symptom （随伴症状）	ポイント
ふわっと意識を失いそうになる．脱力を伴う（前失神）				
心血管性失神 （不整脈，心不全，弁膜症，心筋梗塞，大動脈解離，肺血栓塞栓症，くも膜下出血）	急激	仰臥位発症，労作時発症	胸痛，動悸背部痛，頭痛，SpO2 低下	心筋梗塞やくも膜下出血でもめまいを訴える．大動脈解離，肺血栓塞栓症は見逃したくない．若年死亡家族歴，心電図，心エコー，Holter心電図，CTなどをチェックしよう
起立性低血圧 （出血，貧血，脱水，感染症，薬剤，風呂上がり，血管拡張状態）	急激	起立時	貧血，血便，発熱	採血，妊娠反応，超音波で下大静脈の虚脱
神経調節性反射 （血管迷走神経反射，状況性失神，頸動脈洞症候群など）	急激	立位または座位．首を曲げたとき，髭剃り	徐脈，血圧低下	あくまでも除外診断
意識は失わず，しっかりしている（回転性めまい）				
BPPV	急激．30〜60秒で治まる．くり返すと症状軽減	一定の頭位変換でくり返す	嘔気・嘔吐．聴力低下や耳鳴りはない	じっとしていれば症状は全然ない．非常に元気
TIA	急激．数分〜数時間で症状消失	自然発症	一過性の脳幹・小脳の神経局在所見	脳底椎骨動脈領域のTIAで回転性めまいが起こる．脳幹，小脳症状の合併．椎骨動脈解離の合併も考慮
前庭性片頭痛	4〜72時間で治る	ストレス，睡眠不足，生理など	頭痛，光過敏，音過敏	頭痛を伴わないこともある．**過去にも**同様な既往あり．顔色悪く，光過敏，音過敏などあり．頭痛があったら必ず椎骨動脈解離は除外すべし

（次ページに続く）

く方が診断に近づける（表1）．患者さんがなんでも「めまい」と訴えるからこそ，ここは臨床家の腕の見せ所．鑑別診断をしっかりとあげて病歴聴取をしていけばかなり診断名は絞られるよ．患者が「めまい」を訴えたら，納得いくまで病歴をとるべし．納得がいかなければ適切なフォローアップを．

めまい診療は，めまいの質にこだわる必要なし
- Timing, Trigger, Associated symptom で攻めよう
- きちんと鑑別診断をあげて，病歴聴取力で勝負しよう

Ménière 病	20分〜数時間で治る	自然発症ストレス	片側聴力低下, 耳鳴り. 進行性聴力低下	嘔吐. **過去にも同様な既往あり**
前庭神経炎	数日で治る	自然発症上気道炎	聴力は正常	一方向性水平眼振
蝸牛炎, 突発性難聴	数日で治る	自然発症	聴力低下	めまいよりも聴力低下が前面に出る
小脳・脳幹梗塞	急激発症症状残る	自然発症	小脳・脳幹神経局在所見	CT, MRI が有用
小脳橋角部腫瘍	緩徐	自然発症	脳神経症状	MRI が有用
どことなくつかみにくいめまい. 慢性経過が多い				
頸性めまい	さまざま	首の曲げ伸ばし	肩こり	大後頭神経痛の合併職業病
心因性めまい	さまざま	ストレス	過換気など	生活背景, 人間関係精神疾患の既往

その他:全身倦怠を「めまい」と訴える場合もある.「めまい」のみならず, ほかの主訴から攻めよう
神経筋疾患, 脳血管障害・腫瘍, 脊髄疾患/低カリウム血症など電解質異常/低血糖・高血糖など代謝性疾患(副腎不全など)/慢性消耗性疾患, 肝不全, 腎不全, 呼吸不全/中毒, 低酸素/いわゆる生活習慣病/疲労, 寝不足/更年期障害, フレイル, 視力低下(メガネがあわない), 体重減少

3) 発症様式や誘因から鑑別する

○ATTEST アプローチ

意識は全然失いそうになく, しっかりと回転性めまいが認識できている場合, または車酔いや船酔いの感覚が続くとき, 眼振が出まくっているときには, 回転性めまいの鑑別をしていけばいい.

ここで大事なのは, "Timing", "Trigger" のみならず, しっかりとした身体所見 "Targetted Examination" だ. これを Newman-Toker と Edlow は, "TiTrATE (Timing of the symptom, the Triggers that provoke the symptom, And a Targeted Examination)" という覚え方で提唱している. "titrate" って「滴定する」っていう意味だけど, あまり関連性がないなぁと思うのは私だけ? その後, Gurley を加えた3名で **ATTEST アプローチ** と改編して随分こなれた感が出てきた(表2). "ATTEST" とは「証明する」という意味でこれならしっくりくるよね. 語呂合わせに命を懸ける人ってなんとなく私は好きだなぁ.

○EVS と AVS

一過性(数秒〜数時間〜数日)のめまいの場合(episodic), EVS (episodic vestibular syndrome) といい, 急性持続性のめまいなら AVS (acute vestibular syndrome) とよぶ. 体動などのきっかけ(trigger)がある場合は t-EVS (triggered EVS), 自然発症の場合は s-EVS (spontaneous EVS) と分類する(表3). s-AVS は, 自然発症の急性持続性めまいに分類する. このなかでも珍しいのは前庭性発作症. これは三叉神経痛と同じように血管による前庭神経圧迫によるもので, 数秒〜数分の持続性反復性めまいとなる. ときに特定の頭位により誘発され, 聴覚過敏や耳鳴りを認める. 診断は除外診断で, 発作予防にはカルバマゼピンが有効であ

表2　ATTESTアプローチ

A	Associated symptoms	随伴症状
TT	Timing and Triggers	発症様式と誘因
ES	Examination Signs	身体所見
T	additional Testing as needed	必要に応じて追加検査

表3　EVS vs AVS

	よくある疾患	見逃したくない疾患 or 稀な疾患
一過性のめまい（episodic vestibular syndrome：EVS）		
t-EVS 体位変換で誘発 ＜1分	BPPV	CPPV（central BPPV）， 起立性低血圧
s-EVS 自然発症，数分～数時間	前庭性片頭痛， Ménière病	TIA，椎骨動脈解離 血管迷走神経反射，パニック発作
急性持続性めまい（acute vestibular syndrome：AVS）		
s-AVS 自然発症	前庭神経炎，蝸牛炎	脳梗塞（小脳，脳幹），椎骨動脈解離， 前庭性発作症
t-AVS 外傷・中毒	外傷（内耳震盪など）	薬物（抗痙攣薬，一酸化炭素中毒， アミノグリコシド）

る．t-AVSは外傷（traumatic）や薬物（toxic）がきっかけになりその後発症した場合をいう．

4）持続時間から鑑別する

　回転性めまいは，どれくらいで症状が落ち着いたか，完全に治ったかを確認する方が役に立つ（図2）．聴力低下の有無も鑑別に有用だ．救急で症状がなくなっていた場合，体位変換で再現されて1分以内に完全に治るならBPPVといえる．Dix-Hallpikeテストやsupine rollテストなどの頭位変換眼振検査で身体所見をとればいい．ただし，頭位変換眼振検査がどうもしっくりこない場合には，さらなる精査が必要．体位変換で短時間しかめまいが起こらないからBPPVなんて安易に診断すると，中枢性のBPPV（central BPPV：腫瘍や水頭症，脳梗塞など）を見逃してしまうよ（J J Neurol Phys Ther, 43：186-191, 2019／Neurology, 91：327-328, 2018）．「どうもしっくりこない」と感じることは大事なんだ．"Don't think. Feel！"と，あのブルース・リーも言ってるではないか．

　めまいが数十分～1時間くらいで治ってしまった場合は，めまいに伴って小脳・脳幹の神経局在所見があったことをうまく聞き出せれば，TIAと診断できる．頭部を後屈しすぎて症状が出た場合は，脳底椎骨動脈循環不全かもしれない．Paulらによると，実は後方循環の脳梗塞で発症前にTIAを呈した59例のうち，TIAの診断基準を満たすのはたったの8％（5例）のみで，回転性めまいしか症状がなかったものが42％（23例/54例）を占めたというので，回転性めまい単独であってもTIAは念頭に入れて，リスクを考慮しないといけないんだ（Lancet Neurol, 12：65-71, 2013）．中枢性疾患を除外するのに役立つHINTS法（前回2020年6月

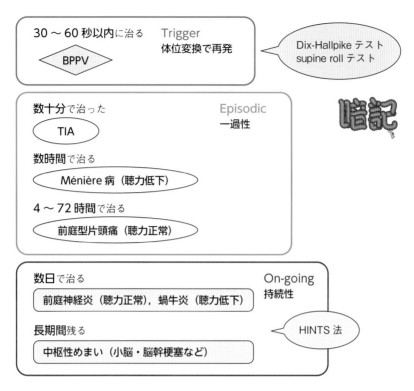

図2　持続時間と発症様式からの回転性めまいの分類

号で解説）も症状がなくなってしまうと適用できない．その際，頭頸部痛がある場合（オッズ比9.6），神経局在所見が出た場合（オッズ比15.2）は，MRIとMRAをオーダーしてもよさそうだ．

　患者が発症から比較的早期に来院した場合は，数時間で治るはずの一過性のめまいであってもERでは持続している．そうなるとMénière病や，前庭性片頭痛，前庭神経炎，中枢性めまいの鑑別が必要になるため，さらなる病歴聴取と身体所見を進めていく．あくまでも持続性のめまいがある場合，Ménière病はむしろ稀で，前庭神経炎の方が頻度が高い．前庭神経炎と中枢性めまいの鑑別に役立つのがHINTS法だ．

　ただこのように分けたところで，どの分類でもTIA，脳梗塞，脳出血の可能性はありうるので，注意深い身体診察や検査は欠かせない（Stroke, 49：788-795, 2018）．脳の構造って複雑だわぁ…．さらに見逃し例の多くは症状が進行性に悪くなったパターンなので，診察時点で絶対大丈夫という言い方はやめた方がいい（J Emerg Med, 54：469-483, 2018）．「僕は絶対浮気はしない」という「絶対」と同じくらい信用性は低いんだよ…もちろん「絶対」の人もいるけどね…あ，自分のことか，テヘペロ．

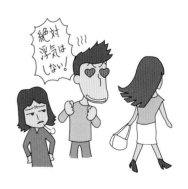

> ## 回転性めまい鑑別のポイント
> - 数十秒で完全に治るが，頭位変換で再発（Trigger）→ BPPV
> - 数分で完全に治った，たまに再発（Episodic）→ TIA，脳底椎骨動脈循環不全
> - 数時間続いて治るが，ときどき再発する（Episodic）→ Ménière 病，前庭型片頭痛
> - 数日続く（On-going）→ 前庭神経炎，蝸牛炎，中枢性めまい

Check ! 文献

1) Newman-Toker DE & Edlow JA：TiTrATE：A Novel, Evidence-Based Approach to Diagnosing Acute Dizziness and Vertigo. Neurol Clin, 33：577-599, viii, 2015 (PMID：26231273)

　↑ "TiTrATE" アプローチのランドマーク文献．めまいの質だけにとらわれた今までの教義から離れた興味深い論文．TiTrATE ってゴロ合わせはまだ未完成な感じがするけどね．

2) Edlow JA, et al：A New Diagnostic Approach to the Adult Patient with Acute Dizziness. J Emerg Med, 54：469-483, 2018 (PMID：29395695)

　↑ **必読文献**．ATTESTの論文．非常にシンプルなアルゴリズムに落とし込んであり，随分こなれてよくなった．

3) Edlow JA：Managing Patients With Acute Episodic Dizziness. Ann Emerg Med, 72：602-610, 2018 (PMID：30060897)

　↑ **必読文献**．Edlow 先生渾身のreview．文献2とほぼ同じ内容だが，BPPVについてより詳細に記載されている．

4) Muncie HL, et al：Dizziness：Approach to Evaluation and Management. Am Fam Physician, 95：154-162, 2017 (PMID：28145669)

　↑ **必読文献**．家庭医目線のめまいのアプローチをわかりやすく解説．

5) Venhovens J, et al：The Negative Predictive Value of the Head Impulse Test, Nystagmus, and Test of Skew Deviation Bedside Oculomotor Examination in Acute Vestibular Syndrome. Ann Emerg Med, 66：91-92, 2015 (PMID：26097031)

　↑ HINTSの陰性的中率が94.2〜100％もあるなんてできすぎじゃないかという反論．72時間以内のMRIを参照基準としているものの，ラクナ梗塞に至ってはその感度はたったの47％しかないのに，そんなもの参照基準にしていいはずがない．患者のめまいは中等症〜重症を対象にしており，選択バイアスもある．

6) Kattah JC, et al：HINTS to diagnose stroke in the acute vestibular syndrome：three-step bedside oculomotor examination more sensitive than early MRI diffusion-weighted imaging. Stroke, 40：3504-3510, 2009 (PMID：19762709)

　↑ 101人のめまい患者を対象にHINTSで評価．ただし対象患者は最低1つは脳梗塞のリスクファクター（喫煙，糖尿病，脂質異常症，心房細動，子癇，凝固異常，最近の頸部外傷，脳梗塞や心筋梗塞の既往）をもっていることが条件で，最近めまいの既往があった場合は除外された．75％の患者は発症24時間以内に診察された．HINTSの感度は100％で特異度は96％であった．MRIの感度は88％でHINTSの勝ち．小規模スタディだけどね．

7) Chen L, et al：Diagnostic accuracy of acute vestibular syndrome at the bedside in a stroke unit. J Neurol, 258：855-861, 2011（PMID：21153732）

↑診断のはっきりしないめまい患者24人の小規模スタディ．MRIを参照基準とした場合，10人の脳梗塞を見つけたが，神経科医がHINTSを行ったところ，脳梗塞の患者は全例何かしら異常を指摘できたため，感度は100％，特異度は85.7％であった．

8) Newman-Toker DE, et al：HINTS outperforms ABCD2 to screen for stroke in acute continuous vertigo and dizziness. Acad Emerg Med, 20：986-996, 2013（PMID：24127701）

↑めまいが1時間以上7日未満で脳梗塞のリスクをもつ190人の患者を研究．脳梗塞に対するABCD²スコア（≧4点）の感度58.1％，特異度60.6％，HINTSの感度96.8％，特異度98.5％，HINTS＋（新規聴力低下は中枢性とみなす）の感度99.2％，特異度97.0％であった．ただMRIが参照基準になっているものの，MRIも小さい脳梗塞では感度100％じゃないんだけどね．

9) Newman-Toker DE, et al：Quantitative video-oculography to help diagnose stroke in acute vertigo and dizziness：toward an ECG for the eyes. Stroke, 44：1158-1161, 2013（PMID：23463752）

↑めまいが1時間以上7日未満の患者たった12例を対象に，定量的眼球運動記録装置（video-oculography）を用いて，head impulse testを定量的に評価した．定量的眼球運動記録装置を使用することで耳鼻科医と神経科医の診断の一致率が飛躍的に向上した．たしかにhead impulse testは一瞬なので，わかりにくいこともあるよねぇ．

10) Edlow JA：A New Approach to the Diagnosis of Acute Dizziness in Adult Patients. Emerg Med Clin North Am, 34：717-742, 2016（PMID：27741985）

↑**必読文献**．このEdlow先生，あちこちに同じようなこと書いてるよね．

11) Wu V, et al：Standardizing your approach to dizziness and vertigo. J Fam Pract, 67：490；492；495；498, 2018（PMID：30110495）

↑ Timing・Trigger・Associated symptomのアプローチを家庭医目線で簡単に解説．

12) Gurley KL & Edlow JA：Avoiding Misdiagnosis in Patients With Posterior Circulation Ischemia：A Narrative Review. Acad Emerg Med, 26：1273-1284, 2019（PMID：31295763）

↑**必読文献**．読み応えのあるgood review．後方循環の脳梗塞がいかに誤診されているかがわかる．所見を緻密にとらないとなかなか完璧はめざせない．回転性めまい単独のTIA先行症例が42％というのもなかなかガックリくる．臨床の深さを知り，自信もなくして，謙虚になれる…．

13) Saber Tehrani AS, et al：Diagnosing Stroke in Acute Dizziness and Vertigo：Pitfalls and Pearls. Stroke, 49：788-795, 2018（PMID：29459396）

↑**必読文献**．いろいろな分類をしてもTIAや脳梗塞でも一過性のことがあるため，完全に鑑別するのは困難だとわかる．診断精度を上げるためには読んでおくといい．

14) Saber Tehrani AS, et al：Small strokes causing severe vertigo：frequency of false-negative MRIs and nonlacunar mechanisms. Neurology, 83：169-173, 2014（PMID：24920847）

↑脳梗塞のリスクのある急性めまいの患者190人のうち15人に小さい小脳脳幹梗塞を認めた．激しいめまい患者で神経局在所見を認めたのはたったの27％であった．小さい脳梗塞に対して，HINTS＋の感度は100％なのに，初期のMRI（拡散強調）の感度はたったの47％であった．10mm以下の小脳脳幹梗塞に対するMRIの感度は47％，10mm以上なら感度は92％であった．

15) Choi JH, et al：Acute Transient Vestibular Syndrome：Prevalence of Stroke and Effi-cacy of Bedside Evaluation. Stroke, 48：556–562, 2017（PMID：28100765）

↑86人の急性一過性めまいの患者に対してHINTS＋およびMRIを施行した．脳梗塞は27％に認めたが，HINTS＋は症状がおさまってしまうと適用できず，役に立たなかった．結果的にはMRIの偽陰性率は43％であった．急性一過性めまいにおける脳梗塞のハイリスクは，頭頸部痛がある場合（オッズ比9.6），神経局在所見が出た場合（オッズ比15.2）であった．

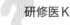

研修医K
「先日，1年間動くとめまいがするって患者さんが来てたんですけど…」

PPPD

耳石によるBPPVは治療しなくても通常2～3週間で症状は治ってくる．やはり前庭神経は優秀であり，ごみのような耳石がフワフワ浮いても慣れてしまうのだ．これが聴神経腫瘍のようなものであっても2～3カ月で前庭神経は調整してくるため，めまいはよくなってくる．

めまいが数カ月～数年以上続くとなると，完全に前庭機能消失（両側性または片側非代償性）したか，慢性の薬剤性／中毒性内耳障害か，PPPD（persistent postural perceptual dizziness：持続性知覚性姿勢誘発めまい）かを鑑別しないといけない．

PPPDって耳慣れない疾患は，2017年にBarany Societyが診断基準を策定した疾患である（表4）．読み方は「triple PD」または「three PD」と読んで，BPPVと聞き間違えないようにするのが大事なんだ．PPPDはほかの前庭疾患や精神疾患と併存する場合もある．長時間めまいが続くPPPDは，通常短時間である前庭疾患のみでは説明がつかないし，立位，体動や視覚刺激による悪化は精神疾患のみでは説明がつかない．

表4　PPPD診断基準（Barany Society）

A. 浮遊感，不安定感，非回転性めまいのうち1つ以上が，3カ月以上にわたってほとんど毎日存在する． 　1. 症状は長い時間（時間単位）持続するが，症状の強さに増悪・軽減がみられることがある． 　2. 症状は1日中持続的に存在するとは限らない．
B. 持続性の症状を引き起こす特異的な誘因はないが，以下の3つの因子で増悪する． 　1. 立位姿勢 　2. 特定の方向や頭位に限らない，能動的あるいは受動的な動き 　3. 動いているもの，あるいは複雑な視覚パターンを見たとき
C. この疾患は，めまい，浮遊感，不安定感を引き起こす病態，あるいは急性・発作性・慢性の前庭疾患，ほかの神経学的・内科的疾患，心理的ストレスによる平衡障害が先行して発症する． 　1. 急性または発作性の病態が先行する場合は，その先行病態が回復するにつれて，症状は基準Aのパターンに定着する．しかし，症状は，はじめに間欠的に生じ，持続性の経過へと固定していくことがある． 　2. 慢性の疾患が先行する場合は，症状は緩徐に進行し，次第に悪化していくことがある．
D. 症状は，顕著な苦痛あるいは機能障害を引き起こしている．
E. 症状は，ほかの疾患や障害ではうまく説明できない．

基準A～Eの慢性前庭症状をすべて満たす必要がある．

PPPDを診断する特異的な検査はなく，病歴だけで診断していく．**決して回転性めまいではなく，浮動感，不安定感，非回転性めまいといったなんともつかみどころのないめまいが3カ月以上続くのが特徴．① 立位，② 能動・受動運動，③ 視覚刺激でめまいは増悪する．**

PPPDの70%は器質的疾患が先行し，先行疾患としては末梢性・中枢性前庭疾患（25%），前庭性片頭痛（20%），パニック発作（15%），不安障害（15%），脳震盪や頸椎捻挫（15%），自律神経障害（7%），薬剤の副作用（3%）がある．PPPDの30%は急性心理ストレスが先行する．病態は明らかになっていないが，慢性にめまいが残ってしまった機能性疾患と考えられており，心と体はつながっているんだねぇという感じ．仮説（図3）としては，Aパターン：前庭疾患など器質的疾患が先行し，元来あった不安症のために悪化して，機能障害が残った場合と，Bパターン：急性ストレス障害が発端となり，めまいが残存してしまう場合が考えられている．よほどめまいがつらかったのか，不安症やうつなども手伝って，めまいから脱却できなくなってしまった感じかな．

PPPDでは転倒恐怖（fear of falling）や前庭疾患不安症（vestibular illness anxiety）など予期不安が起こり，たくさんの人を見るとめまいをきたしてしまうため，外出もできなくなってしまう（広場恐怖症と間違われやすい）．こうなると，社会生活に大きな障害をきたしてしまうよねぇ．**多くのPPPD患者は歩行障害がないが，機能性の歩行障害（ウソっこ歩行障害）を呈することがある．**機能性歩行障害を見抜くコツは以下の通り．ゆっくりとした動作で倒れそうに歩いたり（Parkinson病と違って歩きはじめても，氷上を歩くようにずっとゆっくり歩く），膝が急に折れる動作をしても倒れなかったり，電話番号などの数字を逆に言ってもらいながら立たせるとふらつきが消えたり（ちゃんと立てるじゃん！），タンデム歩行や後ろ向き歩行をさせるとふらつきが消えたりする（より難度の高い歩行は集中するのでふらつきはなくなる）．

PPPDは精神心理的アプローチも大事になる．SSRI（選択的セロトニン再取り込み阻害薬）などの薬物療法や認知行動療法，そして前庭リハビリが有効だ．このようなめまいって，体質改善の漢方薬もなかなか有効なことがあるんだけどねぇ．

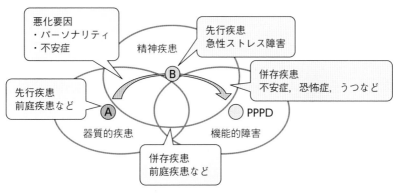

図3　PPPDの発症仮説　AとB

> **PPPDかなと思ったら**
> ● 3カ月以上はっきりしないめまいが続くなら PPPD を考慮せよ
> ● 器質的疾患のみならず精神疾患も関与しており，認知行動療法や SSRI も考慮せよ

Check！ 文献

16）Staab JP, et al：Diagnostic criteria for persistent postural-perceptual dizziness (PPPD)：Consensus document of the committee for the Classification of Vestibular Disorders of the Bárány Society. J Vestib Res, 27：191-208, 2017 (PMID：29036855)
　↑ Barany society が発表した PPPD の診断基準．詳細な記載あり．

17）一般社団法人日本めまい平衡医学会 診断基準化委員会：持続性知覚性姿勢誘発めまい（Persistent Postural-Perceptual Dizziness：PPPD）の診断基準（Barany Society：J Vestib Res 27：191-208, 2017）．Equilibrium Research，78：228-229，2019
　↑前述診断基準の和訳．簡略版．

18）Popkirov S, et al：Persistent postural-perceptual dizziness (PPPD)：a common, characteristic and treatable cause of chronic dizziness. Pract Neurol, 18：5-13, 2018 (PMID：29208729)
　↑**必読文献**．PPPD の good review．

19）堀井 新：Bárány Society による心因性めまいの新分類と持続性知覚性姿勢誘発めまい (PPPD) の診断基準．Equilibrium Research，76：316-322，2017
　↑PPPD 診断基準の解説．心因性めまいの分類も解説．

No way！アソー！モジモジ君の言い訳　〜そんな言い訳聞き苦しいよ！ No more excuse！ No way！ アソー (Ass hole)！

×「動くとめまいがして，じっとしてると楽だって言ったんですよ」
→いやいや，患者の顔色はじっとしていても悪く，目をつむって耐えてるじゃないか．患者の真意を見抜くには鋭い観察眼が必要なんだよ．

×「めまいの質をうまく言ってくれないんですよねぇ」
→めまいを医者が気に入るように説明できる患者さんはほとんどいない．めまいの質にこだわり過ぎず，ATTEST でアプローチしよう！

×「家ではすごい回転性めまいだったようなんですが，10分ほどで治ったっていうし，もう帰していいですか？」
→いやいやこれは TIA を考えないといけないでしょ．再発したら痛い目に合うよ．

× 「半年もめまいが続くなんてありえないっしょ」

→ いや，ありえます．PPPD では身体症状症のように本当に眩暈が出るのでつらいのだ．何
　がストレスになっているのか，どう対処している（できていない）のかも含めて生活背景
　を紐解きながら，加療していこう．

林　寛之（Hiroyuki Hayashi）：福井大学医学部附属病院救急科・総合診療部

2020 年は COVID-19 に振り回され，多くの人にとって大変な年になったと思う．非常事態宣言に続い
てじっと蟄居するのも大変だし，感染防御をして第一線で戦うのも大変だし，どちらも交感神経が高
ぶったままの状態が続き，かなりのストレスだよね．やはり医療者は科学的に正しくビビることが肝
要だ．まるで 2011 年の被ばく医療と同じような雰囲気があり，科学以前に精神的な側面が大きな混乱
を招いている．とにかく患者さんの方を向いて天職を全うしようとする明るい仲間達と仕事ができる
私自身はとても幸せに思う．どんな医療も知識をアップデートしつつ，正しく解釈し実践することが
重要で，その点で SBR が少しでも役に立てばと思う．今回の SBR はなんと，200 回記念！ ピュー
ピュー！ Way to go！！ もう 200 歳？ …ンな，アホな…．ずっと SBR に寄り添い応援してくださる
元ポストレジデント，そして現役ポストレジデントの先生方に心から感謝してまぁ〜す♪

1986	自治医科大学卒業	日本救急医学会専門医・指導医
1991	トロント総合病院救急部臨床研修	日本プライマリ・ケア連合学会認定指導医
1993	福井県医務薬務課所属　僻地医療	日本外傷学会専門医
1997	福井県立病院 ER	Licentiate of Medical Council of Canada
2011	現職	

★後期研修医大募集中！ 気軽に見学にどうぞ！ Facebook ⇒福井大学救急部・総合診療部

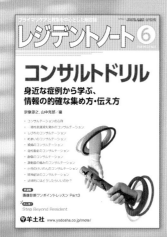
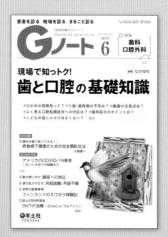
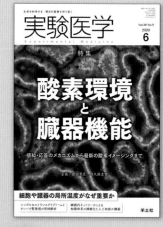

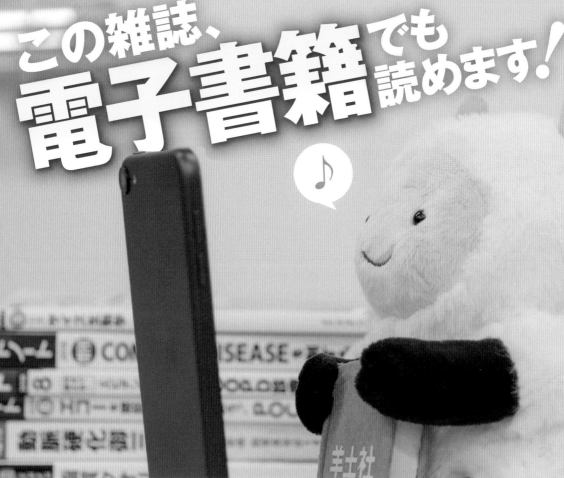

この雑誌、電子書籍でも読めます！♪

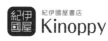

対岸の火事
研修医が知って得する日常診療のツボ
他山の石
中島 伸

他人の失敗を「対岸の火事」と笑い飛ばすもよし,「他山の石」と教訓にするのもよし. 研修医時代は言うに及ばず, 現在も臨床現場で悪戦苦闘している筆者が, 自らの経験に基づいた日常診療のツボを語ります.

その226
新型コロナウイルス・パンデミックとレジリエント・ヘルスケア（前編）

レジリエント・ヘルスケアとは？

今回は2020年5月現在, 全世界を覆いつくしている新型コロナウイルスによるパンデミックについて, レジリエント・ヘルスケアの観点から2回にわたって考えてみたいと思います. そもそも, レジリエント (resilient) とはなんぞやと思う人も多いかもしれません. レジリエントの名詞にあたるレジリエンス (resilience) にぴったり当てはまる日本語訳はないのですが, 臨機応変, 柔軟性, 弾力性, しなやかさ, 適応力, 危機対応, などが近い言葉といえるでしょう. つまりレジリエント・ヘルスケアとは, レジリエンスという概念を医療安全に活用しようというもので, デンマーク出身の産業安全専門家, エリック・ホルナゲル教授が提唱したものです.

従来の医療安全とレジリエント・ヘルスケアによる医療安全との違い

ホルナゲル教授は, 従来の医療安全とレジリエント・ヘルスケアによる医療安全の違いをSafety-ⅠとSafety-Ⅱという言葉で端的に表現しています.

従来の医療安全は,「世のなかはすべての因果関係が明確なリニアシステムであり, よくない結果にはよくない原因がある」ということを前提に対策を立ててきました. これをSafety-Ⅰと呼びます. したがって, 失敗をみつけてそれをなくすことこそが

医療安全を実現するということであり, マニュアルやチェックリストが主役でした.

もちろん, このやり方が効果を発揮する場面も多々あります. しかし, 世のなかはそんな単純なものではなく, 未来は常に不確実性にあふれています. 例えば, 1週間後の天気や株価を正確に予測することは誰にもできません. あらゆる要素や事象が相互に関係, 依存するからです. このように単純な因果関係で説明のできないノンリニアな世界を複雑系といいます.

われわれが扱っている人体, 疾病, 医療現場も複雑系に含まれます. これらは状況に合わせて適応・進化することから複雑適応系と呼ばれ, このようなシステムにおいては未来に何が起こるかを正確に予測することはできません. とはいえ, 医療機関には毎日のように多くの患者さんが訪れ, 未来の予測ができないながらもわれわれは診断や治療をしなくてはなりません. このような不確実性だらけの医療現場においても何とかうまくやっていこうというのがSafety-Ⅱであり, レジリエント・ヘルスケアです. 擾乱と制約のなかでもうまく機能するチームや組織を実現するために, 現在も多くの研究者や臨床家が手探りでいろいろな概念や手法を提唱しています.

レジリエント・ヘルスケアの目で見る新型コロナウイルス・パンデミック

今回の新型コロナウイルス・パンデミックは, 全世界で数百万人が感染し, 数十万人が死亡するという大変な状況になっています. このようなことは医療従事者か一般人かを問わず, ほとんどの人にとってはじめての体験です. したがってその対応も五里霧中, なにもかもが後手後手に回らざるを得ません. そのような状況ではありますが, レジリエント・ヘルスケアの概念から提唱されてきたいくつかの手法をパンデミックに当てはめて, 考えてみたいと思います.

「想定, モニター, 対応, 学習」という手法

まずは最も大切な概念です. 今回のパンデミックは誰も経験したことのない状況なので, これといっ

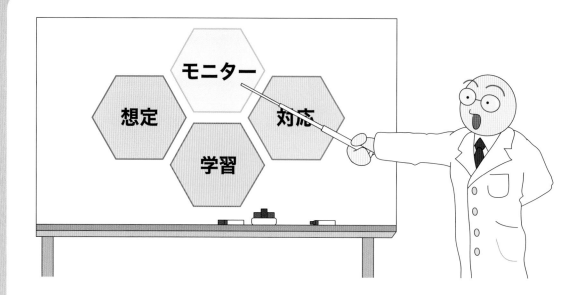

たマニュアルが準備されているわけではありません．慌ててマニュアルをつくっても，状況の変化が激しすぎてすぐに役に立たなくなります．こういう場合は，時々刻々と変わる状況に合わせた対応が必要になります．そこで知っておくべきなのが，「想定，モニター，対応，学習」という一連の手法です．この対処法は，先の見えない複雑適応系のなかで起こることへの対応を述べています．

● 想定

「想定」というのは「心づもりをしておく」ということです．新型コロナウイルスのような未知の病原体をもった患者さんの診療は誰もがためらうことと思います．しかし，いくら逃げ回っていても疑わしい患者さんが医療機関にやってくることは十分ありえます．単に咳と発熱のある人が外来にやってくるというのは，簡単に想像のできる状況です．でも，全く無関係な糖尿病の教育入院の患者さんが急に咳をしはじめて発熱も認められた，ということもあるかもしれません．

そのようなときにはどうしたらいいのでしょうか？はじめての経験でわからないことだらけです．あらかじめ勉強して準備をしておくのが理想ですが，そんなことができる人はごくわずかでしょう．でも，「そういうこともあるかもしれん」という心

づもりをしておくことだけは誰でも可能であり，それが対応の第1歩になると思います．正確な予測よりも想像力が求められているといえるでしょう．

● モニター

次に「モニター」について述べます．ここでいうモニターの対象は複数あります．まずは世界の動向．今日のニューヨーク州の感染者数と死亡者数はどのくらいなのか．ヨーロッパの医療崩壊はどの程度なのか．有力な治療法はみつかったのか．それらを日々のニュースや最新の論文でチェックしておくということが1つです．

その一方で自分の周囲に対する目配りも忘れてはなりません．勤務する病院が新型コロナウイルスに積極的に対応する施設なのか否か．自施設から何人の患者さんのPCR検体を提出し，何人がPCR陽性となったのか．PCR陽性の人たちの症状や画像検査・血液データはどうだったのか．そのようなこともモニターの対象であり，常に注意を払っておくべきです．逆にいえば，うまくモニターするためには，モニターすべき対象を適切に選ばなくてはなりません．

● 対応

そして「対応」です．たまたま階段から転落した高齢女性が救急車で搬入されてきたとします．頭部を含めて全身の打撲があるので経過観察入院が必要

だろうと判断したのはよいものの，入院後によく話を聞くと1週間前から咳と発熱があり，最近，会食をした人のコロナ陽性が判明したということでした．これはかなり怪しいですね．こうなると一体どうしたらいいのか見当もつきません．遅ればせながらこの患者さんを隔離して，PCRを行うべきなのか．保健所に電話するとしたらそれは誰がするのか．医療者がN95マスクをつけるか否かはどういう基準になっているのか．病棟で対応する看護師はPPE（personal protective equipment：個人用防護具）で完全防護すべきなのか．自分も濃厚接触者にあたるのか．…などと頭のなかは大混乱です．それでも担当医としてなかなかつながらない保健所に電話し，運よくPCR依頼に応じてもらえて，ベテラン師長からも「とりあえず結核に準じて隔離しておけばいいんですよね」といわれ，翌日PCR陰性が判明してホッと一息…，ありそうなストーリーですね．

とにかく何らかの形で決着をつける，というのが「対応」の段階です．同じようなことの例として，その場にあるもので乗り切るというのも「対応」にあたります．クリアファイルでフェイスシールドを自作したり，マスクを再利用したり，ポリ袋を防護服として使ったり，いろいろな工夫が行われているところです．

●学習

最後は「学習」です．はじめての新型コロナウイルス対応がドタバタであっても，これはしかたあり ません．誰しも現実に直面しなければ力が出ないからです．しかし，1回でも経験したら自分たちの対応パターンをつくるべきです．つまり，どのような症例に新型コロナウイルスを疑ってPCR検査を行うのか，その患者さんを入院させるべきかいったん帰宅させるべきかをどのように判断するのか，入院となったら隔離はどういう方法をとるのか，それら一連の流れを個人的なメモの形でもいいのでマニュアル化するべきです．そうしておくと次回からは多少違った形の症例であっても落ち着いて対応ができるでしょう．

これら一連の流れをみると，マニュアルや病院の対応方針というのは常に変化していくものだということがわかります．病院の方針がフラフラするからといって非難する必要は全くありません．逆に朝令暮改こそが未知の疾患と戦う最強の方法だと私は思います．過去の発言や最初に決めたことにこだわって上手くいかない方法にしがみつく方がよほど危ないのだ，と知っておきましょう．

（次回につづく）

中島　伸
（国立病院機構大阪医療センター脳神経外科・
　総合診療科）
著者自己紹介：1984年大阪大学卒業．
脳神経外科・総合診療科のほかに麻酔科，放射線科，
救急などを経験しました．

アメリカのCOVID-19事情
〜オハイオ州での経験から

吉井　光

編集部註：緊急特別寄稿として，アメリカ合衆国オハイオ州における，新型コロナウイルスにより医療や市民が受けた影響，医療体制をご紹介いただきました．なお，本稿は2020年4月22日にご執筆いただきました．

　私は現在，アメリカのオハイオ州でシニアレジデントとして臨床留学をしています．私の研修は内科と小児科両方の専門医を4年かけて取得するもので，もうすぐ3年目が終わろうとしています．今回は，私がオハイオ州で経験したCOVID-19（新型コロナウイルス感染症）事情について書かせていただきました．オハイオ州の人口は約1,200万人，北海道より少し大きいくらいの面積で，65歳以上の人口比率は16.2％です．私の病院は300〜400床で，地域では貧困層を含め幅広い患者層を受け入れています．内科"レジデント"だけで100人近くいるので，日本の大規模病院よりマンパワーにはゆとりがあります．オハイオ州で確認された感染者数は2020年4月22日時点で約14,000人，50州中14位と比較的多いです1）．アメリカは感染爆発と医療崩壊が数週間で起こっている点で日本とは状況が異なりますので，それを踏まえて読んでいただければと思います．

私の働く病院での変化 （表）

● 2月4週目

　1日の新規患者数はアメリカで20〜30人以下でした．中国やイタリアの状況はニュースになっていましたが，医療従事者含め国民の多くは楽観的だったように思います．私はちょうど感染症科をローテーションしていたのですが，議論の中心は海外渡航者の隔離や検査基準でした．医療資源，ICUや医療崩壊の可能性について言及する人は私の周りではいなかったです．

● 3月1週目

　アメリカの患者数が徐々に増加してきました．職員が流行国に渡航した場合，2週間自主隔離するよう病院より指示がありました．この時点では，水際対策でなんとかなるだろう，そこまで酷いことにはならないだろう，と私も思っていました．新規患者数はアメリカ全体で100人/日ほどでした．

● 3月2週目

　指数関数的な患者数増加を受けて病院の体制が一気に変わりました．予定手術は基本的に延期，外来はほぼすべて電話受診やビデオ受診に移行，病院入口での全職員への検温もはじまりました．入院患者への訪問制限がかかり，原則お見舞いは禁止，産科とNICUの付き添いは1人までと決まりました．入院ベッドにはiPadが設置され，家族や友人と連絡をとってもらうようになりました．また，感染症科感染管理チーム指導のもとで院内PCR検査ができるようになりました．職場でのミーティングやレクチャーはすべてオンラインに移行，新規患者数はアメリカ全体で700人/日まで増えました．

● 3月3週目

　アメリカでは初期段階から軽症者を自宅療養にしていたため，前週までCOVID-19の入院患者はほとんどいなかったのですが，この頃から入院が必要な重症者が増えてきました．ニューヨークでは放射線科研修医が内科外来に駆り出されたらしい，呼吸器やICU病床が足りなくなるかもしれない，とレジデント同士で話し合ったのを覚えています．先が全く見通せず，職場に緊張と不安が広がりました．CDC（Centers for Disease Control and Prevention：アメリカ疾病予防管理センター）が目を見張るスピード感でガイドラインを更新し，院内のルールもそれに合わせて日々変わっていきました．急変対応など

表　新型コロナウイルスを取り巻く世界およびオハイオ州における変化

2019年12月31日	中国がWHOに対し，湖北省武漢市で原因不明の肺炎のクラスターが確認されたことを報告
2020年1月1日	WHOが原因不明の肺炎の流行への有事対応として，危機対応グループを立ち上げ
2020年1月7日	武漢市の肺炎患者から，中国当局が新型コロナウイルスを検出
2020年1月16日	日本国内で初めて感染者を確認
2020年1月30日	WHOが緊急事態宣言
2020年2月11日	WHOが新型コロナウイルスによる肺炎などの疾患について「COVID-19」と名付ける
2020年3月11日	WHOが新型コロナウイルス感染症（COVID-19）の流行を「パンデミックとみなせる」と発表
2020年3月13日	アメリカが国家非常事態宣言
2020年3月16日	アメリカ・オハイオ州で学校閉鎖
2020年3月23日	アメリカ・オハイオ州で外出禁止令が発令
2020年3月26日	アメリカのCOVID-19の感染者数が中国とイタリアを上回り，世界最多に
2020年4月7日	日本，7都府県に対し緊急事態宣言

細かな改善点が多くあり，その都度ルールの見直しも行われました．職員向けには感染症科からオンラインレクチャーやメールでの説明が毎日ありました．新規患者数はアメリカ全体で6,000人/日を超えました．

●3月4週目

ニューヨークで医療崩壊が一気に進みました．救急は患者で溢れかえり，医療資源も供給が追いつかなかったようです．幸いにもオハイオ州は十分な医療資源があり，何かが足りないという状況はなかったです．私はこのとき新規入院をインターンにアサインする仕事をしていたのですが，陰圧管理病床が日々埋まっていくのがとても怖かったのを覚えています．循環器病棟にCOVID-19疑い患者を入院させたとき，自分の職場がいよいよ崩壊すると本気で思いました．この頃からアメリカ全体で毎日2～30,000人もの新規患者が出るようになりました．

●4月1週目

手術の延期によって患者数が減った外科病棟を縮小することでCOVID-19専用ICUが新設され，シニアレジデント（内科研修3～4年目のレジデント）とICU指導医がCOVID-19専用ICUで働くこととなりました．自主隔離の目的もあり，12時間×7日勤務の後は7日完全休みという体制です．これらの変更によってICU指導医やフェローが不足したため，比較的病状が安定しているICU患者は内科ホスピタリスト（病棟医）が代役で担当することとなりました．

この週は体調不良を訴える医療者が増え，複数のバックアップが必要になりました．3月から緊張しっ

ぱなしだったので，みんな精神的に疲弊していたように思います．

一方でよいニュースもあり，感染者数ピークの見通しが立ちました．同僚たちと「あと2週間頑張ったら減っていくね」と合言葉のように話したのを覚えています．

●4月2週目以降

新設されたCOVID-19専用ICUや病棟の稼働率は常に高かったですが，ピークや必要な医療物資の見通しが立っていた分，職場の雰囲気はよくなってきました．病床や人員についても，十分なバックアップ体制が整ってきました．感染のピークが過ぎたと考えられている現時点（4月22日）では，段階的に外来を再開しようとしています．今後の状況によってどうなるか，まだまだ気は抜けません．

社会の変化（図）

オハイオ州では早期から外出禁止令が発令され，レストランでは持ち帰り以外営業禁止となりました．トイレットペーパーの買い占めは少しだけあったようですが，個人的に生活物資が不足して困ることはなかったです．Social Distancing（社会的距離戦略）は対応策の軸となり，他人との距離を6 feet開けるルールが徹底されました．アパートのエレベーターはできるだけ一緒に乗らない，スーパーマーケットの入店者数制限，レジに並ぶときは間隔を開ける．Social Distancingは1～2週間のうちにごく当たり前のものとなりました．CDCの推奨に異論を唱える

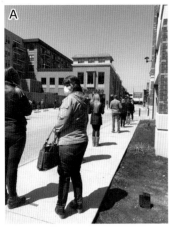
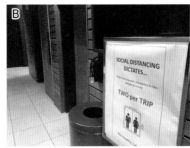
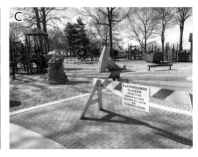

図　社会の変化
A) スーパーでは入店制限が始まりました．店の外でも Social Distancing をしています．外出時はみんなマスクをするようになりました．
B) アパートのエレベーターでも Social Distancing をしています．
C) 街の公園遊具は全て使用禁止になりました．

メディア・市民はあまりおらず，CDC への信頼の高さが伺えました．

　4月22日現在，外出禁止になって4週間が経ちましたが残念ながら治安が悪くなってきたようです．PCR 検査をするふりをして家に入ろうとする案件もあったと聞きました．生活必需扱いで営業を許可された業種には銃販売も含まれており，COVID-19 による治安悪化を受けて銃の売り上げが伸びています．

　学校に関しては現時点で大半の州が9月までの休校を決めており，子どもたちはオンラインで勉強をしています．私の病院では，医学生・看護学生も9月まで院内実習ができなくなりました．

人の変化

　COVID-19 によってアメリカ人の生活や意識も，変化してきているように思います．昨年まで街中でマスクをする人はほとんど見ませんでしたが，今は街中で見るほとんどの人がマスクをしています．友達同士でのハグや握手もなくなりました．仲のよい同僚と病院の廊下で会うといつも握手をしていたのですが，3月になると「今はこうやってやるんだよ」と肘と肘をぶつけ合うだけの挨拶になり，今ではとうとうそのコンタクトもなくなってしまいました．6 feet 離れてマスク越しに話すだけです．COVID-19 が落ち着いたあと，アメリカやヨーロッパの文化はどうなっていくのでしょうか．

参考にしていたリソース

・CDC COVID-19 情報サイト：https://www.cdc.gov/coronavirus/2019-ncov/index.html
　→院内対応だけでなく介護施設や患者搬送などさまざまな角度から実践的な対応策がまとめてあり，国も病院も CDC の推奨を中心に方針を決定していました．ガイドラインが毎日更新されるので頻繁にチェックしていました．
・COVID-19 Projections：https://covid19.healthdata.org/united-states-of-america
　→University of Washington が作成したサイトです．感染ピークや医療資源需要の予想がまとめてあります．残念ながら日本は含まれていません．
・Johns Hopkins Coronavirus Resource Center：https://coronavirus.jhu.edu/map.html
　→新規感染者数，死者数の統計はこのサイトで確認していました．

文　献
1) https://coronavirus.jhu.edu/map.html

プロフィール

吉井　光（Hikari Yoshii）
2013-2015年 亀田総合病院　初期研修
2015-2016年 横須賀海軍病院　フェロー
2016年より渡米．現在はオハイオ州の病院勤務

※本稿は「G ノート」2020年6月号（Vol.7-No.4）にも掲載しています

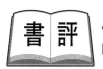

書評 BOOK REVIEW

よくある疑問にサラリと答える！
ここからはじめる抗凝固療法

編著／溝渕正寛，野﨑　歩
定価（本体3,100円＋税），A5判，208頁，じほう

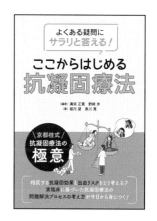

　本書は，京都桂病院心臓血管センターの不整脈チームリーダーである溝渕正寛先生が，抗凝固療法について解説した書です．京都桂病院は，京都市西部の基幹病院の1つであり，市内有数の循環器センターです．溝渕先生とは，同じ京都市内の不整脈領域で活動しているご縁で，多施設共同研究や地域の講演会などでご一緒する機会が多く，もう10年近い付き合いになるかと思います．先生は，常に笑顔を絶やさず，語り口も穏やかで，何事に対してもフェアな立場から率直に意見を述べられ，とてもスマートな雰囲気の漂うナイスガイです．先生にとっては，本書が初の著書になるものと思いますが，それが彼の最も得意とするカテーテルアブレーションではなく，抗凝固療法であったことは少し意外な印象ももちましたが，「サラリと答える！」のタイトルに彼らしいスマートさを感じました．

　抗凝固療法は，溝渕先生が序文でも書いておられる通り，「ゴールの見えないマラソンのような治療」であり，「医療従事者側のロジックと患者さん側のロジックの間に横たわる暗くて深い川」のために，互いの思いがすれ違って一筋縄ではいかない治療だと思いますが，「それが臨床の難しさであり，面白さ」とも思います．患者さんごとに異なるさまざまなシチュエーションを頭に入れながら「悩み，考え，実践している」わけですが，「サラリと答える」ために，相当な勉強と経験を積み重ねられたことが本書の隅々からにじみ出ています．

　抗凝固療法の書籍は数多ありますが，本書の際立つ特徴は，薬剤師さんとの「医薬連携」です．後半のケーススタディでは，すべての症例で野崎薬剤師とのダイアローグと「連携して患者をフォローアップ」の項目が掲載されていますが，そこに溝渕先生と薬剤部の先生方との日々のコミュニケーションの蓄積が透けてみえ，レベルの高い医薬連携に感銘を受けました．抗凝固療法にかかわる医師や，薬剤師をはじめとするコメディカルの皆さんに，自信をもって本書をお薦めします．

（評者）赤尾昌治（国立病院機構 京都医療センター 循環器内科）

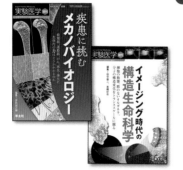

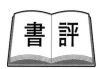
ABC of 医療プロフェッショナリズム

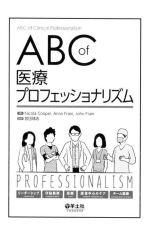

宮田靖志／監訳　Nicola Cooper, Anna Frain, John Frain／編
定価 3,600 円＋税　B5判　151頁　羊土社

　本書は 2018 年に英国で発行された同名の書籍を宮田先生の監訳で発行されたものである．一言でいえば素晴らしい本であり，学生・研修医・実践家・教育者などさまざまな立場の方にぜひお勧めしたい．本書冒頭の監訳のことばで「われわれ臨床家が自身の健康をケアしたうえでプロフェッショナリズムを維持して患者中心の医療を提供していくためにどうすればよいのか，このような重要な現実的な課題に示唆を与えてくれるでしょう」という一文があるが，まさにこの文章が本書の特筆すべき内容を端的に表していると考える．本書では「専門家としての価値観の獲得と形成」「患者中心のケア」を主軸としながら，バーンアウトとレジリエンス，守秘義務とソーシャルメディア，ヘルスケアの文化，といった今日的な内容についても詳細な記載がなされている．また，患者安全，リーダーシップ，倫理的および法的側面，教育と評価など非常に実践的な内容が網羅されている．深い内容ながらも理解しやすいと感じるのは「事例」が多く紹介されていることも要因であろう．さらに，それらの事例をケースディスカッションとして用いることも勧められており，本書の活用範囲は広い．また，本書は「医療」プロフェッショナリズムの名の通り，医師以外の医療従事者にとっても有用な内容となっており，職種を超えたプロフェッショナリズムの共通基盤を構築し，協働するためにも重要な役割を果たすだろう．

　そして，巻末に付録として宮田先生がまとめられた"日本における医療プロフェッショナリズムと本書の活かし方"が秀逸である．日本の医学教育の現状に加えて 2020 年から改定される卒後医師臨床研修の到達目標なども整理してあり，学生・研修医・実践家・教育者への本書の臨床での活かし方も指南してある．このチャプターを読むことで本書全体をどのように現場に生かすか，というヒントを得ることができ，生涯をかけて歩む「プロフェッショナリズム涵養の道」を本書が照らしてくれる気持ちになる．

（評者）**片岡仁美（岡山大学病院ダイバーシティ推進センター）**

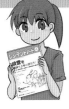

大好評
発売中！

プライマリケアと救急を中心とした総合誌

レジデントノート

定価（本体2,000円＋税）

Back Number

お買い忘れの号はありませんか？

すべての号がお役に立ちます！

2020年6月号（Vol.22 No.4）

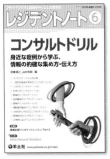

コンサルトドリル

身近な症例から学ぶ、
情報の的確な集め方・伝え方

編集／宗像源之，山中克郎

2020年5月号（Vol.22 No.3）

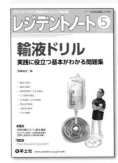

輸液ドリル

実践に役立つ基本がわかる問題集

編集／西﨑祐史

2020年4月号（Vol.22 No.1）

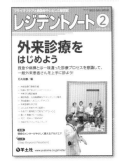

救急ドリル

症例ベースの問題集で身につける、
救急外来での思考回路と動き方

編集／坂本　壮

2020年3月号（Vol.21 No.18）

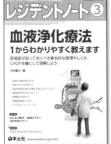

血液浄化療法
1からわかりやすく
教えます

研修医が知っておくべき
基本的な原理やしくみ、
CHDFを軸にして理解しよう！

編集／中村謙介

2020年2月号（Vol.21 No.16）

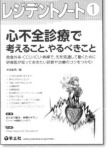

外来診療を
はじめよう

救急や病棟とは一味違った
診療プロセスを意識して、
一般外来患者さんを上手に診よう！

編集／石丸裕康

2020年1月号（Vol.21 No.15）

心不全診療で
考えること、
やるべきこと

救急外来・CCU/ICU・病棟で、
先を見通して動くために
研修医が知っておきたい
診断や治療のコツをつかむ！

編集／木田圭亮

2019年12月号 (Vol.21 No.13)

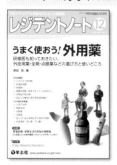

うまく使おう！
外用薬

研修医も知っておきたい、
外皮用薬・坐剤・点眼薬などの
選び方と使いどころ

編集／原田　拓

2019年11月号 (Vol.21 No.12)

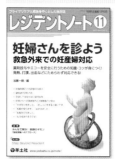

妊婦さんを診よう
救急外来での
妊産婦対応

薬剤投与やエコーを安全に行うための
知識・コツが身につく！
発熱、打撲、出血などに
ためらわず対応できる！

編集／加藤一朗

2019年10月号 (Vol.21 No.10)

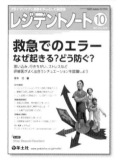

救急でのエラー
なぜ起きる？
どう防ぐ？

思い込み、行きちがい、ストレスなど
研修医がよく出合うシチュエーション
を認識しよう

編集／坂本　壮

2019年9月号 (Vol.21 No.9)

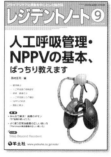

人工呼吸管理・
NPPVの基本、
ばっちり教えます

編集／西村匡司

2019年8月号 (Vol.21 No.7)

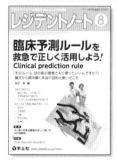

臨床予測ルールを
救急で正しく
活用しよう！
Clinical prediction rule

「そのルール、目の前の患者さんに
使っていいんですか？」
論文から読み解く本当の目的と
使いどころ

編集／白石　淳

2019年7月号 (Vol.21 No.6)

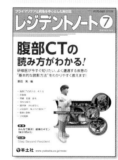

腹部CTの
読み方がわかる！

研修医が今すぐ知りたい、よく遭遇
する疾患の"基本的な読影方法"を
わかりやすく教えます！

編集／藪田　実

以前の号はレジデントノートHPにてご覧ください ▶ www.yodosha.co.jp/rnote/

バックナンバーのご購入は，今すぐ！

● お近くの書店で：レジデントノート取扱書店
（小社ホームページをご覧ください）

● ホームページから
www.yodosha.co.jp/

● 小社へ直接お申し込み
TEL　03-5282-1211 (営業)
FAX 03-5282-1212

※ 年間定期購読もおすすめです！

レジデントノート 電子版 バックナンバー

現在市販されていない号を含む，
レジデントノート月刊 既刊誌の
創刊号〜2016年度発行号までを，
電子版 (PDF) にて取り揃えております。

・購入後すぐに閲覧可能　・Windows/Macintosh/iOS/Android 対応

詳細はレジデントノートHPにてご覧ください

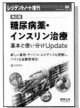

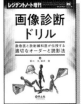
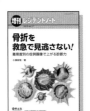
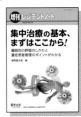
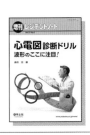
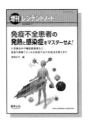
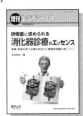

レジデントノート

次号 8 月号 予告
（Vol.22 No.7）2020 年 8 月 1 日発行

特　集

医学情報の選び方 誌上トレーニング （仮題）
〜令和時代の生涯学習法〜

編集／舩越　拓 （東京ベイ・浦安市川医療センター 救急集中治療科）

忙しい研修生活では，医学情報の効果的な集め方・整理のしかたを身につけておくことが重要かと存じます．また，情報は "自ら考え取捨選択する" ことでより深い学びにつながります．
8月号では，Evernote や PubMed といった，医学情報の検索や整理に使用するツールについて，誌上体験を通してメリット・デメリットや実践的な使い方，Tips を紹介していきます．

連　載

● よく使う日常治療薬の正しい使い方
　　「骨粗鬆症治療薬の正しい使い方」（仮題）
　　　　　　　　　　　　　　　　　　　　　　　　　　　　　　　　　　　その他

レジデントノート

Vol. 22 No. 6 2020 〔通巻298号〕
2020年7月1日発行 第22巻 第6号
ISBN978-4-7581-1646-6

定価 本体2,000円+税 (送料実費別途)

年間購読料
  24,000円+税 (通常号12冊, 送料弊社負担)
  52,200円+税 (通常号12冊, 増刊6冊, 送料弊社負担)
    ※海外からのご購読は送料実費となります
    ※価格は改定される場合があります

郵便振替 00130-3-38674

© YODOSHA CO., LTD. 2020
Printed in Japan

発行人 一戸裕子
編集人 久本容子
副編集人 保坂早苗
編集スタッフ 田中桃子, 遠藤圭介, 清水智子
           伊藤 駿, 西條早絢
広告営業・販売 松本崇敬, 中村恭平, 加藤 愛
発行所 株式会社 羊 土 社
       〒101-0052 東京都千代田区神田小川町2-5-1
       TEL 03(5282)1211 / FAX 03(5282)1212
       E-mail eigyo@yodosha.co.jp
       URL www.yodosha.co.jp/
印刷所 三報社印刷株式会社
広告申込 羊土社営業部までお問い合わせ下さい.

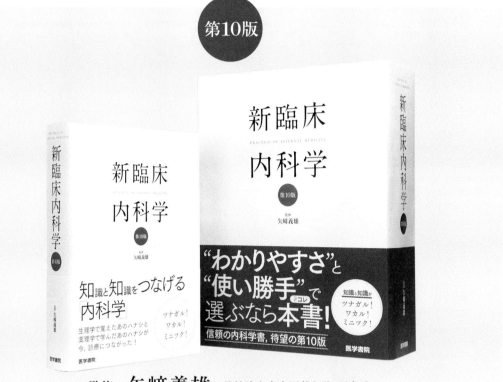

日常業務とICTラウンドに活かせる

千葉大学病院
病院感染予防対策
パーフェクト・マニュアル 改訂第2版

千葉大学医学部附属病院感染制御部　部長

猪狩　英俊　編集代表

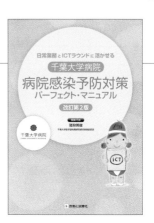

□ B5判　144頁
定価（本体2,800円＋税）
ISBN978-4-7878-2434-9

千葉大学病院内で実際に使用されている病院感染予防対策マニュアルの内容をすべて盛り込み再編集された改訂第2版．最新情報にアップデートしさらに現場で役立つ内容に！標準予防策，感染経路別予防策，病原体別対応，処置やケア，抗菌薬適正使用から医療器具・機器の取り扱いまで網羅し，かつ各項を簡潔にまとめ，ICTスタッフが実際にマニュアル作成する際にも活用いただけるなど，医療現場で幅広く役立つ1冊となっています．

■目次

診断と治療社

〒100-0014　東京都千代田区永田町2-14-2山王グランドビル4F
電話　03（3580）2770　FAX 03（3580）2776
http://www.shindan.co.jp/
E-mail:eigyobu@shindan.co.jp

（20.02）

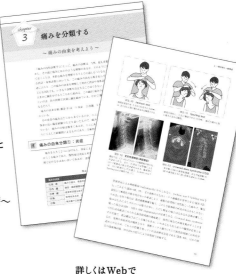

レジデントノート　7月号
掲載広告　INDEX